AYUNO INTERMITENTE

La guía completa de un estilo de vida quetogénico. Incluyendo un plan de comida de 3 semanas y deliciosas recetas. Bajar de peso y vivir mejor con la Dieta Keto

CAMILLA CARLOS

SOMMARIO

Introducción

"La salud es un estado de completo bienestar físico, mental y social, y no sólo la ausencia de enfermedad o enfermedad." A medida que se desarrolla el nuevo siglo, la sociedad se enfrenta a oportunidades y desafíos sin precedentes. Más que nunca, el mundo está unido a través de Internet, teléfonos móviles y otras tecnologías modernas. Casi al mismo tiempo, en los niveles más altos están la amenaza del terrorismo y la coerción nuclear, la proliferación de nuevas enfermedades infecciosas y epidemias, la propagación del cáncer, las enfermedades cardíacas y otros males crónicos. Nuestros hijos y nietos pueden heredar un planeta que es difícil de habitar a nivel mundial.

Los investigadores siempre han estado a la vanguardia del movimiento durante el último medio siglo para promover la salud y la paz personales y planetarias. El experto, proveniente de las tradicionales palabras griegas para la "gran vida", ayuda a las personas a asumir la responsabilidad de su propia armonía de seguridad y felicidad con la naturaleza y el universo. Comer una dieta saludable de alimentos naturales a base de cereales integrales, guisantes, frijoles, verduras marinas y frutas respetando las estaciones, el clima y otros factores ambientales es la forma más efectiva de hacerlo.

Una dieta saludable ayudaría tanto al mundo como a las personas a las que alimenta, según los ecologistas. El cultivo orgánico de cereales y verduras como cultivos básicos en lugar de piensos para animales reduce nuestra dependencia de combustibles fósiles, pesticidas y otros contaminantes, mejora la fertilidad del suelo y ayuda a hacer que el aire y el agua sean más limpios.

A veces nuestras mentes y cuerpos parecen funcionar sobre dos longitudes de onda diferentes: a veces tu cuerpo te pide que tomes una siesta mientras tu cerebro sabe que todavía tienes trabajo que hacer, o tu vientre sólo ruega por una barra de caramelo mientras tu cerebro lo sabe mejor. Una vez que se trata de nuestro estado de ánimo, sin embargo, nuestras opciones de comida y emociones van de la mano más a menudo de lo que se podría pensar.

Aunque un plato croissed de papas fritas o una merienda azucarada puede aliviar temporalmente el mal humor, una conducción autónoma rara vez lo hace sin felicidad a largo plazo. Afortunadamente, hay muchos alimentos con beneficios probados para mejorar el estado de ánimo que pueden ayudarte a hacer que cada bocado sea más feliz y seguro.

Dieta saludable

Qué es una dieta saludable?

Comer una dieta equilibrada no significa límites estrictos, mantenerse irrealmente delgado o privarse de los alimentos que te gustan. Se trata de sentirse muy bien, tener más tiempo, mejorar su salud y aumentar su estado de ánimo en su lugar. No tiene que ser demasiado difícil comer saludablemente. Por todas las recomendaciones contradictorias de alimentos y alimentos, te sientes confundido ahí fuera; no estás solo. Parece que encontrarás a alguien diciendo exactamente lo contrario con cualquier experto diciéndote que una comida en particular es buena para ti. El hecho es que si bien se ha demostrado que algunos alimentos o nutrientes específicos tienen un impacto beneficioso en el estado de ánimo, lo más importante es su patrón dietético general. La base de una dieta equilibrada sería reemplazar los alimentos procesados, siempre que sea posible, con alimentos reales. Comer alimentos lo más cerca posible de la naturaleza hará una gran diferencia en la forma en que piensas, miras y sientes.

Hábito nutricional saludable

Un hábito es que aprendas a través de la repetición. Si hablamos de hábitos nutricionales, son los que constituyen un modelo alimentario o lo que es lo mismo, la dieta habitual. Los hábitos saludables ayudan a prevenir enfermedades relacionadas con los alimentos como la diabetes mellitus tipo 2, la obesidad, la presión arterial alta y las enfermedades cardiovasculares. Una dieta saludable, por lo tanto, es aquella que le permite mantener el correcto funcionamiento del cuerpo de forma continua y habitual.

Los hábitos alimenticios saludables deben incluir una dieta variada y equilibrada que nos proporcione la energía necesaria y los nutrientes adecuados para mantenernos saludables. Pero no sólo la elección de las influencias alimentarias, sino también la manera de prepararlos. Tenemos que elegir técnicas culinarias saludables como cocinar o cocinar y evitar métodos como freír. A menudo, la falta de tiempo o comodidad nos lleva a tomar decisiones alimentarias poco saludables al comprar. Dentro de una dieta saludable, los alimentos altamente procesados, los dulces dulces e industriales, los aperitivos salados, los refrescos y un número infinito de alimentos cada vez más abundantes en nuestras despensas deben reducirse tanto como sea posible.

Una de las cosas que más me gusta enseñar es la importancia de tener una excelente despensa saludable en nuestra casa que nos facilite preparar múltiples recetas fáciles y sabrosas.

¿Cómo mejorar tus hábitos alimenticios?

Para mejorar tus hábitos alimenticios, no tienes que ser tú mismo. Asegúrese de seguir una guía probada y no haga cambios demasiado repentinos por su cuenta. Establezca pequeñas metas que pueda lograr. Cuando se realizan cambios en la dieta, el cuerpo generalmente reacciona, generando estrés y ansiedad. Si quieres que tus cambios duren, adopta buenos hábitos y un estilo de vida saludable.

Para haber logrado mejorar los hábitos alimenticios, tienes que estar convencido de que quieres hacerlo y dar el primer paso.

Una vez que empieces, verás cómo se hace más fácil para ti. Estas son algunas de las acciones que debe tomar para mejorar sus hábitos y convertirlos en un nuevo estilo de vida.

Coma calma y mastique lentamente

Disfruta del momento de la comida, sin prisas ni remordimientos. No comas frente al televisor o el teléfono. Tanto la masticación correcta como el tiempo que pasamos comiendo nos ayudarán a tener una mejor digestión y a sentirnos bastante saciados.

Reducir el consumo de azúcar, sal y grasas saturadas

Evite comer alimentos altamente procesados ricos en azúcar, sal y grasa y reemplácelos por alimentos naturales de bajo procesamiento. Reduzca el consumo de refrescos, jugos envasados, aperitivos y dulces industriales.

Aumento del consumo de alimentos vegetales

Cuando recomiendo un aumento en el consumo de alimentos a base de plantas, no sólo estoy hablando de frutas y verduras. También debemos aumentar el consumo de legumbres, frutos secos, semillas y cereales integrales.

Establezca un tiempo para comer

Poner un pedido en las comidas facilitará el proceso de cambio de hábitos. Una dieta desordenada favorece los antojos, atracones y malas decisiones al comer alimentos.

Hábitos

"Comer es una necesidad, pero comer inteligentemente es un arte."

Formato de comida

1. Tómese un tiempo para sus comidas todos los días.
   - Siéntese a comer sus comidas o refrigerios sin hacer ninguna otra cosa.
   - Dé tiempo adecuado para sus comidas. Come despacio y mastica bien.
   - Deja de comer tres horas antes de acostarte. Come bien.
   - Evite mezclar alimentos en la misma bocado.
2. Establezca su horario diario.
   - Levántate temprano y duérmete antes de medianoche. Mantenga los horarios de las comidas regulares.
3. Dieta: Contenido y calidad de las comidas.
   - Coma dos o tres comidas completas y nutricionalmente equilibradas todos los días.
   - Planifique cada comida alrededor de granos cocidos y productos de cereales. Completa y equilibra cada comida con uno o dos platos vegetales.
4. Haz tus actividades diarias.
   - Camine durante treinta minutos todos los días.

- Date un masaje diario del cuerpo.
- Crecer y tomar tiempo para pasatiempos.
- El ejercicio relacionado con la vida ofrece el mayor beneficio para una salud duradera.

5. Crea un entorno más natural.
   - Rodéate de plantas verdes, especialmente en el dormitorio, cocina, baños y oficina o espacio de trabajo.
   - Use vestidos de algodón puro junto a su piel.
   - Utilice materiales naturales como madera, algodón, seda y lana en su hogar.

6. Haz que tu práctica funcione.

Mantener el formato de la comida mejora su capacidad para tomar decisiones alimentarias más saludables.

- Mantenga un registro diario de sus comidas para ayudarle a ser más objetivo acerca de su práctica.
- Cultivar el espíritu de salud.
- Sé abierto, curioso e infinitamente agradecido por toda tu vida. Aprende a ser adaptable y flexible en tu práctica para manifestar el excelente resultado.
- Desarrollar una fuerte voluntad, hábito y determinación para crear su propia salud.
- Crea soporte de red de buena calidad y aprende a cocinar muy bien. Sé preciso en tu práctica.

Estilos de cocina

Trate de usar una amplia variedad de estilos de cocina al preparar sus comidas. Para uso diario, recomiendo cocinar a presión, hervir, blanquear, humeante, vaporizar con algas kombu, producción de sopa, guiso, freír rápidamente con agua o aceite, saltar y hervir a fuego lento, prensado y encurtido.

Al planificar comidas, seleccione alimentos dentro de las siguientes categorías:

cereales integrales, sopas, verduras, frijoles, verduras de mar, alimentos especiales y bebidas. Utilice diferentes métodos de cocción de la lista anterior. Tenga en cuenta que es mejor no presionar para cocinar verduras. Comience con esos estilos de cocina que son familiares. Si es posible, tome clases de cocina de alimentos macrobióticos o naturales.

Lee libros de cocina para inspirarte y enseñarte. Las verduras se pueden cortar de varias maneras. Intenta cortarlos en balas o medias lunas. Puede cortar las rodajas directamente a través o en la diagonal y variar el grosor de las rodajas. Diferentes métodos tienen efectos sutilmente diferentes en el sabor y la apariencia de cualquier plato que prepares. Varía los tipos de coberturas y condimentos que usas. Usa diferentes ingredientes en los platos que conoces y toma nota de cómo sólo un pequeño cambio en el condimento de un plato puede producir una gran diferencia en el sabor. Prueba a sazonar el mismo plato con un poco más o menos de lo que sueles usar. El tipo y la cantidad de condimentos sacarán a relucir diferentes aspectos del sabor y podrán alterar sutilmente la textura de un plato.

Algunos ingredientes reafirman un plato, por así decirlo, mientras que otros tienen un efecto suavizante. Es importante variar el tiempo de cocción de las verduras. La mayoría de nosotros podríamos usar verduras más ligeramente cocidas en nuestra dieta.

¿Qué quiero decir con un vegetal ligeramente cocido? Es un hombre que hace un sonido nítido cuando nos muerdes. El sonido debe ser audible por alguien sentado a tu lado.

Ningún sonido significa que la verdura esté demasiado cocida. Incluye una combinación semanal de platos de verduras bien cocinados y ligeramente cocidos.

Experimente los tiempos de cocción. Cocine los platos familiares un poco más o por un poco menos de tiempo. Y, no olvides que los pepinillos, ensalada prensada y cruda es parte de la dieta macrobiótica. Trate de variar la intensidad de la llama al cocinar. El mismo plato puede tener un sabor muy diferente dependiendo de si se cocinó lenta o rápidamente. Muchas personas usan demasiado fuego durante la cocción. Parece ser una tendencia natural a encender la llama lo más alto posible, sea necesario o no. El uso excesivo de una llama alta en la cocción puede hacerte nervioso o irritable. Usa una llama promedio cuando quieras llevar algo a ebullición. Si es necesario, siempre se puede elevar al final de la cocción. Como resultado, te sentirás más tranquilo y estable. Variar la combinación de platos que se utilizan en las comidas. Cambia solo un plato y has añadido una nueva comida a tu repertorio. Y variar la combinación de verduras, cereales, frijoles y condimentos que utilizas en tus platos. Cocine la comida un poco más en invierno para un efecto cálido y energizante.

Cocinar un poco menos en verano producirá un efecto refrescante y relajante. Trate de crear una variedad de colores, sabor y textura en sus comidas. Variedad significa utilizar muchos ingredientes diferentes de cada una de las diferentes categorías, cambiando el método de preparación y cambiando las combinaciones de alimentos. Imagínese cómo será la comida en el plato; imaginar cómo va a saber. Recuerde que la variedad crea interés y satisfacción. Y, nunca olvides que la comida está destinada a ser nutritiva y deliciosa.

Primeras consideraciones:

- Los cereales y verduras juntos constituyen la base de una dieta completa y equilibrada.
- Todos los alimentos tienen proteínas. No es necesario hacer un esfuerzo especial para aumentar la proteína en la dieta. Es casi imposible llegar a ser deficiente en proteínas.
- Una variedad de alimentos vegetales proporcionan la nutrición más abundante y equilibrada disponible: minerales, incluyendo calcio, proteínas, carbohidratos, grasas, incluyendo omega 3, y vitaminas, incluyendo vitamina C.
- Los frijoles y el pescado se pueden incluir en la misma comida.
- Seitan, un producto a base de gluten de trigo, tal vez cocinado con cereales o frijoles.
- Al planificar sus comidas diarias, intente seguir el siguiente pedido:
- Decida siempre primero sobre el trigo o el producto de trigo.
- A continuación, elija el plato de verduras o platos que complementan y armonizan el grano.
- A continuación, decida sobre la sopa para completar aún más la comida.
- Por último, complementar con alimentos de las otras categorías, principalmente frijoles, verduras de mar, semillas, frutos secos, pescado, frutas, aperitivos, postres, dulces y bebidas, si lo desea.

- Utilice estas pautas, ya sea que coma en casa o fuera.

Preguntas que hacer al planificar cada comida:
- ¿Qué cereales o productos de cereales quiero?
- ¿Qué platos vegetales quiero?
- ¿Estarán recién preparados o sobrantes?

Preguntas para hacer todos los días:
- ¿Qué sopa debo tomar hoy?
- ¿Debo incluir arroz integral en una de mis comidas hoy?
- ¿Estoy incluyendo una variedad de bien cocinados y ligeramente cocinados?

Al planificar sus comidas diarias, intente seguir el siguiente pedido:
- Decida siempre primero sobre el trigo o el producto de trigo.
- A continuación, elija el plato de verduras o platos que complementan y armonizan el grano.
- A continuación, decida sobre la sopa para completar aún más la comida.
- Por último, complementar con alimentos de las otras categorías, principalmente frijoles, verduras de mar, semillas, frutos secos, pescado, frutas, aperitivos, postres, dulces y bebidas, si lo desea.
- Utilice estas pautas, ya sea que coma en casa o fuera

Hábitos que llevan vidas saludables y aumentan la productividad

Hábito de dieta saludable para ser más productivo.
Para ser felices en vivo, queremos ser productivos, y para eso, tenemos que seguir un método dietético saludable probado.

¿Quieres obtener un mejor resultado en tu negocio diario? Esta dieta probada ayudará a hacerlo posible. Siga los hábitos que presento a continuación y estoy muy seguro de que su productividad se multiplicará exponencialmente.

1. Llene los tanques con combustible adecuado

La calidad de los carbohidratos es crucial. Los carbohidratos complejos, que se encuentran en las verduras con almidón y los cereales integrales, están vinculados a un peso más saludable y a un menor riesgo de diabetes tipo 2 y enfermedades cardíacas. Al cuerpo le resulta difícil descomponer carbohidratos complejos, lo cual es bueno ya que se digieren lentamente, por lo que la absorción de azúcar también ocurre gradualmente.

Los aumentos en el azúcar en la sangre y los niveles de insulina son lo suficientemente moderados como para no almacenar grasa corporal. Además, estos carbohidratos son buenos para la flora intestinal, ya que ayudan a fortalecer el sistema inmunológico y reducir la inflamación.

Por último, la mayoría de los alimentos que contienen carbohidratos complejos también son altos en fibra, lo que regula el azúcar en la sangre y le ayuda a sentirse lleno.

2. Carbohidratos refinados

Por el contrario, los carbohidratos refinados, como el pan blanco, los jugos, las galletas y las patatas fritas, tienen el efecto contrario. Aumentan el azúcar en la sangre, haciendo que los niveles de insulina se disparen. También producen sustancias que causan inflamación intestinal.

Si opta por carbohidratos refinados, mal funcionamiento metabólico, triglicéridos altos, obesidad y otras enfermedades que lo acompañan están casi garantizados. Por supuesto, la productividad disminuirá. Así que es mejor optar por carbohidratos complejos.

Comer una dieta saludable no significa eliminar los carbohidratos, sino elegir los buenos.

3. El tamaño importa

"Aunque a alguien le resulte un poco gracioso", lamento decirte que el tamaño importa. Imagina que es hora de almorzar en el trabajo. "Fuiste a la nevera y no muertos vivientes" Te quitaste el cuenco de ensalada que tu madre te hizo. Empiezas a comer, y cuando te diste cuenta de que comiste casi 3/4 de un kilo de ensalada que se añadió al agua y la fruta te hizo no ser capaz de sacudir.

Sí, estás comiendo sano, pero te comiste mucha comida. Tu cabeza se preocupará más por quejarse de lo mal que te sientes por comer "Pecha" que por ser productivo en el trabajo.

Por supuesto, su productividad se reducirá después del almuerzo. Así que, ya sabes, come la ensalada, pero hazla una porción normal. Que sigas una dieta saludable no significa que tengas que llegar a las manijas.

4. No uses el almuerzo para terminar los asuntos pendientes

Tal vez pienses que recuperar correos electrónicos u otras tareas durante el almuerzo te ayudará a seguir adelante. En cambio, lo que sucederá es que no descansarás. Va a entrar en el círculo vicioso de estar constantemente cansado.

Como resultado, los trabajadores que se saltan el almuerzo están más estresados y menos productivos que aquellos que no lo saltan.

Ya sabes, relájate y disfruta haciendo lo que no puedes hacer mientras trabajas. Comer saludablemente, leer un libro, pasar el rato con un amigo o pareja, o hacer ejercicio

5. Hidratar correctamente

Todos sabemos que para mejorar y mantener una salud envidiable, debemos hacer ejercicio, seguir una dieta saludable y descansar.

El otro elemento que generalmente se olvida es la hidratación. Bueno, eso es un gran error. La hidratación es vital tanto para el rendimiento físico como para el mental.

Nuestros cerebros están hechos de aproximadamente 70% de agua mientras que nuestros cuerpos están hechos de aproximadamente 50-75% de agua, dependiendo de la edad y el género. Por lo tanto, no es de extrañar que no estar bien hidratado pueda afectar tanto a nuestra actitud en el trabajo como a nuestro rendimiento. Otras investigaciones han demostrado que incluso una reducción en los niveles de hidratación de sólo 2% del peso corporal puede afectar negativamente los niveles de estado de ánimo, fatiga y vigilancia.

En otras palabras, el agua también tiene mucho que ver con la productividad.

lista de verificación
Para garantizar un suministro diario adecuado de agua:

- Comienza el día con dos vasos de agua.
- Beba antes de ir a trabajar.
- Pon una botella de agua en tu bolsa de trabajo.

Esto te asegurará de beber todo el día. Utilice el color de la orina como indicador de hidratación. Debe ser transparente. Cuanto más oscura sea tu orina, peor te hidratas.

Si tienes dolor de cabeza, te sientes cansado o tienes síntomas relacionados con la deshidratación, comienza bebiendo un vaso de agua. Para mí, la hidratación es una parte fundamental de un estilo de vida feliz y saludable. Y, por supuesto, un día productivo.

Llevar registros de la dieta anterior

Los buenos hábitos alimenticios, los pasos uno y dos, son los factores de control saludables. El punto aquí es que al mantener el formato de las comidas, automáticamente tenemos directrices claras sobre las sabias opciones de comida bajo cualquier circunstancia, ya sea que estemos comiendo en casa, en un restaurante o en un avión. Como dije antes, el mayor error que comete la mayoría de la gente es **centrarse en la dieta:** contenido y calidad en lugar de comer hábito: formato de **comida.** Hábitos alimenticios

son lo que nos mantiene en el buen camino

Comer en casa contra comer fuera

Las opciones de comida que están claras cuando comemos en casa pueden parecer turbias cuando comemos fuera. Cuando estamos en casa; podemos elegir arroz integral de grano corto de la más alta calidad cultivado orgánicamente, verduras orgánicas, arroz de la mejor calidad y así sucesivamente. Si estamos a merced de un restaurante mediocre, podríamos pedir arroz blanco y brócoli al vapor (tal vez incluso congelado). La calidad es menor, sí, pero el formato está intacto. Tenemos un grano y un vegetal en el plato. La calidad siempre se puede ajustar hacia arriba o hacia abajo, dependiendo de dónde estemos. Por supuesto, el grado de ajuste depende de nuestra condición. Tenemos que preguntarnos: "¿Qué puede permitirse mi salud en este momento? ¿Qué tan liberal puedo ser?

Por simple que parezca, la mayoría de la gente ve poca o ninguna conexión entre las comidas en casa y las comidas lejos de casa. En casa, se encargan de tomar buenas decisiones, pero cuando comen fuera, a menudo tiran las pautas, lo que significa el formato de las comidas y eligen lo que las atrae. Esto es un grave error. El formato es lo que nos ayuda a mantener nuestra dirección hacia la salud. Sin embargo, si creemos que el contenido y la calidad son más críticos que el formato y "no podemos conseguir arroz orgánico con granos cortos, la tentación es abandonar el formato también. Una vez que creamos la separación en nuestras mentes entre lo que comemos en casa y lo que comemos fuera, se deduce que empezamos a ver comida en blanco y negro. Pensamos, "Me comí algo que no debería tener", estoy fuera de la dieta, estoy en problemas, nunca puedo comer fuera, es demasiado difícil. Pero, si nos centramos en el formato dondequiera que estemos, automáticamente tomaremos las decisiones más sabias posibles y continuaremos moviéndonos en la dirección de la salud.

El segundo mayor error Echemos un vistazo a mantener la dirección a la salud desde otro ángulo; estructura (otra palabra para Formato) que la variedad. El segundo mayor error que comete la mayoría de la gente es permitir que la estructura, que debería ser estrecha, se deshaga. Una vez que esto sucede, la necesidad de variedad disminuye y eventualmente cambia a un patrón de repetición, un patrón que nos distancia de la salud. Si las patas de una mesa están sueltas, se puede decir que la mesa tiene una estructura inestable. Apenas puede mantenerse a sí mismo. Si quitamos las piernas por completo, la mesa colapsará por completo. O para utilizar el modelo de la Naturaleza una vez más, el sol sale y se pone todos los días, un fenómeno que forma parte de la estructura del universo. Si el sol no se levanta o se pone, todo ha terminado para el planeta. Del mismo modo, una vez que dejamos de lado la estructura o el formato, nos embarcamos en un camino lejos de la salud.

Estos son los principales signos de peligro:
- No te sientas y te tomas tiempo para tus comidas.
- Haz otras cosas mientras comes.
- Tus comidas se vuelven irregulares.
- Deje de tomar un grano y verduras en cada comida.
  ¿Cómo funciona eso?

Digamos que quieres almorzar a las 12:30, a más tardar a la 1:00, pero estás demasiado ocupado para comer. Cuando comes, el apetito se altera por completo porque el azúcar en sangre ha disminuido. El bajo nivel de azúcar en sangre significa que para sentirse satisfecho, o tienes que comer más de lo habitual - en otras palabras, comer en exceso - o tienes que tener algo dulce. De ello se deduce que una vez después de comer un almuerzo tardío; no tienes apetito para cenar a la hora normal. Si mantienes la hora de tu cena normal pero comes menos de lo habitual, una o dos horas después" quieres un aperitivo. O, en lugar de cenar a las 6:00, digamos que decides comer a las 8:30. De todos modos, no tendrás tres horas completas entre la cena y la hora de acostarte, ya que tienes que ir a la cama a una hora razonable para levantarte temprano a la mañana siguiente. "No duermes muy bien esa noche (nadie duerme bien con el estómago lleno). Es difícil levantarse a la mañana siguiente, y cuando te arrastras fuera de la cama, "no te sientes renovado. Puede ver cómo un cambio en la estructura o el formato conduce inevitablemente a otro y cómo, al final, estos cambios le alejarán de la salud. Aunque tener un grano y un vegetal con cada comida está bajo el título de Dieta, hay una superposición con Formato. La comida que se sienta a comer debe calificar como una comida, lo que significa que debe contener un grano o producto de cereales y un vegetal. Cuando dejas de tomar un grano y un vegetal en cada comida, lo más común es que la comida sea el desayuno, y son las verduras las que desaparecen del plato. Si "has llegado a esta etapa, prácticamente puedes asumir" que has empezado a perder dirección. Te estás saliendo de la pista.

El equilibrio y el desequilibrio se perpetúan
Uno de los principios rectores de la vida es que el equilibrio se perpetúa. Y, como se podría sospechar, el desequilibrio también se perpetúa. A medida que sueltas la estructura cada vez más, empiezas a sentir más y más presión. Se podría creer que la acumulación de estrés viene de tener que visitar el mercado, preparar y cocinar alimentos, o la presión de tener que comer en un momento normal, pero no lo creo. Creo que es cierto lo contrario. El patrón habitual es que te sientes apresurado,

así que empiezas a manejar tus comidas. Cuanto más rápido apresuramos nuestras comidas, más prisa sentimos. Sentarse y tomar tiempo para las comidas realmente alivia la presión. Si piensas en una comida como un momento para recargar, reorientar y recuperar el equilibrio, si no importa lo estresado que sientas te tomas el tiempo para sentarte, comer despacio y masticar bien cuando termines de comer te sentirás renovado y tranquilo. Todas las decisiones que tomes en este estado de ánimo seguramente serán más sabias que las tomadas bajo presión.

A algunas personas les resulta útil pensar en masticar como una forma de meditación, un poco como prácticas respiratorias. El resultado en ambos casos es una mayor claridad mental y emocional y una sensación de profunda calma. Recuerda, es esencial venir a la mesa listo para masticar. Antes de sentarte, pregúntate. "¿Cuáles son mis prioridades?" Si la buena salud es una de ellas, tómese un tiempo para su comida, coma lentamente su comida y mastique bien. **Estructura versus variedad**

Volvamos a la estructura en comparación con la variedad. Dije antes que cuando la estructura se derrite, la necesidad de variedad disminuye -o podríamos decir, se aprieta- y al final, la repetición reemplaza por completo la variedad. De hecho, la polaridad se invierte. **¿A qué me refiero con eso?** Permítanme comenzar con una premisa básica: cuanto más buscamos variedades, más nutrición obtenemos de nuestros alimentos. Si comemos los mismos pocos alimentos una y otra vez, al final no pasa mucho. Si alguien repite lo mismo una y otra vez, deje de escuchar lo que se está diciendo. Entra en una oreja y en la otra. No es diferente con la comida. Por un lado y por otro, sin mucho beneficio. Desafortunadamente, a menudo no nos damos cuenta de que esto está sucediendo. "Es difícil ser conscientes de lo que estamos comiendo día a día. La comida es lo más parecido a nosotros, así que no tenemos la ventaja de la perspectiva. **Creemos que tenemos variedades, y comemos verduras blanqueadas, al vapor,** salteadas todos los días; comemos diferentes granos, avena, arroz integral, mijo, cebada ¿dónde está la repetición en todo esto? Cada mañana tenemos avena y repollo al vapor; para el almuerzo, tenemos arroz blanqueado y brócoli y repollo; para la cena, sopa de arroz, arroz con semillas de sésamo, verduras mixtas salteadas, ensalada prensada con repollo Nappa. ¿No es variedad? No. Es repetición. Tomar diferentes platos y repetirlos día tras día es repetición. Tener brócoli blanqueado y repollo todos los días en el almuerzo es repetición. Se repite la avena para el desayuno todas las mañanas. El apetito es estimulado por la variedad. La variedad también crea satisfacción. Si carecemos de variedad tanto en ingredientes como en preparación, no nos sentimos satisfechos con nuestra comida, y luego enviamos demasiado a comer y picar antes de ir a la cama.

Atracciones:
- Los buenos hábitos alimenticios, los pasos uno y dos, son los factores de control saludables.

- Los buenos hábitos alimenticios aumentan tu capacidad para tomar decisiones saludables.
- Cuando viaje o coma al aire libre, mantenga el tamaño de los cereales y verduras como base para una comida. La calidad se puede ajustar hacia arriba o hacia abajo.
- El arroz blanco o la pasta comercial es una mejor opción que ir sin cereales.
- Sopa de verduras comercial es una mejor opción que ninguna sopa.

Haz un seguimiento de tu objetivo dietético diario

En el corazón de todo lo que se ha hecho hasta ahora en este libro está la pregunta fundamental, ¿cómo podemos seguir avanzando en la dirección de la salud? Llevar un libro de menús o un diario, si prefieres llamarlo así, es la mejor manera que conozco. Es difícil ser conscientes de lo que estamos haciendo día a día, especialmente con respecto a la dieta. Como dije antes, la comida es lo más parecido a nosotros, así que es difícil ser objetivo. El poder de un libro de menús es que te permite ver si realmente estás recibiendo suficiente variedad.

Introduzca la fecha, la hora y el menú para cada comida, refrigerio o mordisco que pase los labios junto con un breve comentario sobre cómo se sintió ese día. Revisa tu libro de menús de vez en cuando y reflexiona sobre su contenido. Es difícil ser objetivo cuando introduces información. La objetividad llega más tarde.

De esta manera, sabrás si estás recibiendo variedad o no. Mantener un libro de menús diario aleja las conjeturas del seguimiento de los cambios en su salud. (No es necesario incluir recetas, aunque sea posible, si lo desea.) Su libro de menús puede ser tan simple o detallado como usted está interesado en hacerlo. Algunas personas realizan un seguimiento de sus funciones diarias y comida diaria: deposiciones, hora de acostarse, patrones de sueño, estados de ánimo, etc. Mirando hacia atrás, puedes ver cómo te sentías física, mental y emocionalmente en un día dado. Entonces puedes empezar a correlacionar lo que comiste o hiciste en un día en particular con cómo te sentiste ese día.

Por ejemplo: lo hice, y me sentí muy bien: mi pensamiento estaba claro, me comí esto y no me sentí muy bien, lo hice, y estaba malhumorado, lo hice y estaba exhausto. No puedes aprender ese tipo de cosas en la escuela. A medida que algunos alimentos, patrones y comportamientos afectan, solo puedes ser autodidacta. Si solo escribes una oración o dos todos los días, debería ser suficiente para trotar en tu memoria y ayudarte a averiguar si realmente estás haciendo lo que crees que estás haciendo. No puedo enfatizar lo suficiente la importancia de guardar un libro de menús. Es una manera de medir cuán serio es su compromiso para mejorar y fortalecer su salud. Debo confesar que nunca he guardado un libro de menús pero, en el pasado, durante los años en que enseñé varias veces a la semana, guardé una especie de diario. Entré en el esquema de cada clase que di junto con algunos comentarios, sin importar la frecuencia con la que enseño el mismo tema. Es interesante mirar hacia atrás en estos diarios. Hay momentos en que pensé que mi condición era buena, y mi pensamiento ordenó, pero mi disco muestra lo contrario. O, mirando hacia atrás en otros períodos en los que mis notas indican que mi condición estaba apagada, puedo ver desde el esquema de mi clase que mi pensamiento era obvio y ordenado. El punto es que cuando estás en pleno apogeo de hacer algo, es casi imposible ser objetivo. Pero cuando miras hacia atrás, a menudo puedes ver la verdad. Un comentario final sobre este punto: es posible que pienses que no necesitas, eres un cocinero experimentado, no necesitas mejorar tu cocina.

Permítanme asegurarme de que incluso los cocineros experimentados y de toda la vida guarde libros de menús. Puedo garantizar que si mantienes uno, tu práctica mejorará, al igual que tu cocina. La objetividad es la clave. Puedes ver dónde llegaste tarde o fuiste al mar.

Atracciones:
- Guarde un libro duro o espiral en su cocina para grabar sus menús y aperitivos.
- Mantén notas sobre tus actividades, síntomas y sentimientos generales.
- Consulte los días, semanas y meses anteriores para ver todos los patrones que surgen de su consultorio.
- Mantener un libro de menús diario es una de las mejores maneras de mejorar su práctica y descubrir sus errores.
- Tal diario le permite evaluar su práctica y sus beneficios de manera más objetiva

¿Hábitos y alimentos saludables?
Un cambio en los hábitos que conduce a un estilo de vida saludable nos proporcionará numerosos beneficios. Dentro de un estilo de vida saludable, la comida es uno de los tres pilares fundamentales. Los otros dos son ejercicio y sueño.

Beneficio de las directrices para una dieta saludable

Una dieta saludable es una clave vital para vivir una vida feliz y productiva. A continuación se presentan los beneficios probados que siguen el control de la dieta.
Tener más energía: una ingesta adecuada de calorías y nutrientes nos proporciona suficiente energía para mantener las actividades que desenroscaremos. Si comemos calorías vacías o con un mal suministro de nutrientes, nos sentiremos cansados y careceremos de energía. **Proteger la salud cardiovascular:** El consumo adecuado de grasa ayudará a mejorar el perfil lipídico, reducir el colesterol y mejorar la salud cardiovascular.

Mejora la calidad de vida: el peso adecuado y la ausencia de enfermedades relacionadas con los alimentos mejoran en gran medida la calidad de vida.

Obtenga un mayor bienestar: un modelo de comida correcto y ordenado le ayuda a sentirse bien no sólo físicamente, sino también emocionalmente.

Prevención de enfermedades: Las enfermedades relacionadas con los alimentos, como la obesidad, la diabetes 2 y la presión arterial alta, se pueden prevenir y también se pueden mejorar e incluso revertir con un cambio de hábito.

Mejorar su apariencia física: Se sabe que una dieta equilibrada y variada ayuda a mantener un buen peso y también mejora la apariencia tanto de la piel como del cabello.

Claridad mental

"La mala salud, el cuerpo o la mente, es la derrota. La salud por sí sola es una victoria. Que todos los hombres, si pueden manejarlo, se les ocurra estar sanos.

Estado mental y comida

La influencia de la comida en nuestro bienestar mental se basa en varios elementos complejos. No sólo algunos alimentos pueden tener un efecto positivo en nuestra felicidad, sino que nuestro estado mental juega un papel importante en nuestra felicidad.

Factores como la calidad de los alimentos y la experiencia de disfrute durante el consumo, así como la forma en que se consume, también son importantes.

La serotonina es un exaltador de la felicidad

La sustancia mensajera serotonina es uno de los factores decisivos para aumentar la felicidad. Además de nuestro estado de ánimo, esto también controla la temperatura corporal, el ritmo del sueño y el deseo sexual. En concentraciones más altas, serotonina, también conocida como la "hormona de la felicidad", puede tener un efecto positivo en el estado de ánimo de una persona. Por otro lado, Si la concentración de serotonina en el cuerpo es demasiado baja, esto ofusca nuestro estado de ánimo. La sustancia mensajera se puede absorber a través de los alimentos. Sin embargo, lo más importante es la producción de serotonina corporal en el cerebro, que se

puede promover a través de una dieta equilibrada.
Aumento de la concentración de serotonina Sin
embargo, una dieta equilibrada puede promover
indirectamente la producción de serotonina del cuerpo.
La concentración de serotonina aumenta aumentando la
ingesta de sustancias que producen serotonina.

El organismo necesita los siguientes "ingredientes" para
sintetizar la sustancia mensajera:

Triptófano básico, el precursor de la serotonina, es un
aminoácido que se encuentra en alimentos como pescado,
leche y productos de soja, pero también en nueces de
Brasil, ciruelas, piña o farro. Por cierto, la ingesta de
triptófano se ralentiza al comer alimentos ricos en
proteínas, por lo que es aconsejable adoptar una dieta
baja en proteínas.

Los carbohidratos son fundamentales porque promueven
el transporte de triptófano y su absorción en el cerebro.
La pasta, las patatas o los alimentos azucarados como el
chocolate son ricos en carbohidratos.

El magnesio se puede encontrar en productos de brócoli,
cacao o soja, por ejemplo. Para una sensación estable,
necesitas una dieta muy variada y equilibrada.

**Soul Food: Estos alimentos te hacen feliz Alimentos
que contienen muchos de los ingredientes necesarios
para la producción de** serotonina son especialmente
populares como alimento para el alma. Estos incluyen,
por ejemplo:

- Frutas secas como dátiles e higos
- chocolate amargo
- productos enteros

- Plátanos
- aguacate
- Nueces

Alimentación mental

Curación emocional a través de la comida

La comida es una excelente herramienta para poder hacer una desintoxicación a nivel físico, mental, emocional y espiritual que nos llevará a algunos beneficios estrechamente relacionados con la curación emocional. Limpiar y eliminar toxinas de nuestro cuerpo y continuar con hábitos de vida saludables nos ayuda a tener más claridad mental. Esto nos ayuda a ser más conscientes de nuestras emociones, a detectar mejor lo que nos sucede física y emocionalmente, a reunirnos de nuevo con nuestros deseos y necesidades más profundas y a restablecer nuestros órganos. Gracias a todo esto, será inevitable que los cambios emocionales posteriores sean gradualmente más profundos.

La investigación muestra a muchas personas que han hecho un programa en línea o cara a cara con un experto en cómo algo mágico sucedió debido a los cambios en los hábitos alimenticios y el estilo de vida. Tomaron la decisión y las acciones necesarias para cambiar todo lo que ya no funciona en sus vidas. Gracias a los primeros cambios en la dieta, muy profundos y, sobre todo, esenciales seguidos porque eran la raíz de sus malos hábitos alimenticios y comportamientos dañinos con los alimentos. En realidad, eso es lo que me pasó.

Comer una comida altamente nutritiva y saludable nos ayuda a tomar conciencia de lo que funciona en nuestras vidas y lo que no lo es. Pero eso no significa que resolvamos lo que necesitamos resolver. A partir de esta realización comienza el camino de la curación emocional, que la mayoría de las veces, no podemos hacer solos o sólo con cualquier alimento. Sin embargo, debemos recurrir a un profesional que nos guíe, nos acompañe y herramientas para aprender a vivir la vida desde otro punto de vista. Nunca me cansaré de repetir que **hay dos formas de vida:** una es por **miedo,** lo que nos lleva a sufrir de ansiedad, antojos, hambre emocional, ataques de pánico, obsesión por la comida, relaciones tóxicas con los demás y con nosotros mismos, pensamientos negativos, culpa constante y estrés, mientras que el otro es del AMOR, es **decir,** donde tenemos relaciones saludables que nos añaden, pensamientos positivos, nos observamos con curiosidad, somos amables con nosotros mismos y con los demás, dejamos de lado las críticas para ser tolerantes y flexibles, y la ansiedad, la culpa, el estrés y el agotamiento se disipan de nuestras vidas.

Cuando comemos alimentos saludables, empezamos a experimentar más energía y somos más proactivos y co-creadores de nuestra realidad. Nuestro paradigma de lo que es la vida y cómo estamos relacionados con ella cambia. Dejemos de vernos a nosotros mismos como víctimas de lo que nos está sucediendo y pasemosle la responsabilidad. Apreciamos todo lo que sucede porque lo hace de una manera que aprende algo, pero también porque sabemos que desde el momento en que nos pasa, significa que la Vida ya lo ha aceptado. Encontramos nuestro propósito y conocemos nuestra contribución de valor y, en última instancia, nos conocemos a nosotros mismos. Este autoconocimiento es lo que necesitamos para dejar de actuar de una manera autodestructiva, para escuchar lo que nuestro cuerpo realmente necesita, y para curarnos emocionalmente. Si no nos conocemos, no podemos aceptarnos a nosotros mismos. Si no nos aceptamos, no nos amamos. Si no nos amamos, no nos respetamos. Si no nos respetamos a nosotros mismos, no comemos lo que realmente nos alimenta de adentro hacia afuera. Al principio es tan fácil pero tan complicado porque estamos muy enredados en nuestras mentes y emociones, y vivimos desconectados de nuestra esencia.

Curación emocional y alimentación saludable

Para mí, la curación emocional y la comida saludable van de la mano, ya que la combinación de los dos conduce a la felicidad. Una persona que come alimentos saludables, energéticos y nutritivos se volverá feliz. Sanar sus emociones más rápida y fácilmente porque son más inteligentes, más presentes, más conscientes de todo y no serán capaces o no quieren cerrar los ojos a su realidad. Y una persona emocionalmente saludable comerá fácilmente alimentos que realmente los alimentan y no recurrirán a alimentos falsos que les quiten su energía. Póngalos de mal humor, cause mala salud física o necesita cubrir o evadir con alimentos. Es decir, no pondrás en peligro tu bienestar con comida falsa. Porque si amamos, aceptamos y respetamos todo lo que fluye: comemos alimentos beneficiosos, queremos mover nuestro cuerpo, interactuamos con personas que están en la misma energía, obtenemos el trabajo que se adapta a nuestra forma de ser, apreciamos cada día. Y estamos en paz con la vida y nuestro medio ambiente.

Para obtener una buena salud emocional, tenemos que prestar atención a nuestro cuerpo físico. Necesitamos alimentar nuestro cuerpo con alimentos reales que no causen una alteración en nuestros intestinos ya que millones de bacterias se encuentran en ellos con una relación directa con nuestra salud emocional. La investigación ha revelado que ya se han realizado estudios en humanos en los que la microbiota (flora intestinal) de las personas sanas se compara con la de otras personas que tienen una enfermedad en particular. Se ha visto que modificar el ecosistema intestinal o sus funciones puede reducir los estados de ansiedad. Se ha observado que las personas con trastornos gastrointestinales, como el síndrome del intestino irritable, tienen problemas como depresión o incluso ansiedad. En estos pacientes con trastornos mentales, se observó que la mitad tenía problemas con el sistema digestivo.

Nuestra carrocería emocional requiere una atención adecuada. Esto se puede lograr corrigiendo lo que nos impide brillar. Con el fin de que nuestro cuerpo mental cambie esas creencias y pensamientos que nos limitan y a nuestro cuerpo espiritual para encontrar nuestra contribución de valor y propósito, los invito ahora a reflexionar sobre lo que realmente están tratando de sanar mirando dentro. ¿Qué te impide vivir por amor?

Mientras tanto, también escribir en un cuaderno cuál es el pequeño cambio en los hábitos o dieta que voy a hacer para comenzar este viaje de curación comenzó aquí hoy. Acabas de comprometerte contigo mismo sabiendo que la curación emocional es el resultado de un proceso de autoconocimiento que no se hace

un día a la vez y que nadie hará por ti. por lo tanto **¡felicidades!**

La comida, además de ser sabrosa, nos da energía, es el combustible para nuestro cuerpo y nos consuela en situaciones estresantes. Pero, ¿pueden los alimentos mejorar tu memoria o ayudarte a ser más inteligente? Diferentes tipos de investigación han demostrado que algunos alimentos tienen nutrientes que pueden fortalecer nuestra memoria o capacidad de concentración. En la década de 1990, los investigadores encontraron que cuando los adultos escuchan la música de Wolfgang Amadeus Mozart, funcionan mejor en las pruebas de inteligencia. Desde entonces, se han llevado a cabo numerosos estudios sobre alimentos para averiguar cuáles aumentan la inteligencia.

Algunos alimentos pueden ayudar a aumentar el poder cerebral, borrar su confusión mental y acelerar sus habilidades de pensamiento.

Para hacer lo que hice para sentirme en paz y tranquilidad con lo que comes, aquí hay una lista de esos alimentos que te ayudarán a aumentar tu claridad mental, superar la ansiedad, el estrés, el insomnio, recuperar cantinas o curar la disiosis intestinal y la capacidad de pensar para incluirlos en tu dieta diaria:

1. Pescado azul (salmón, sardinas)

Más de la mitad de la masa cerebral se compone de lípidos, y más del 65% de estos son ácidos grasos que pertenecen a la familia Omega. Estas grasas son vitales para la producción y desarrollo de células cerebrales, manteniendo la fluidez de la membrana celular. También juegan un papel importante en la actividad de las neuronas. Los peces grasos como el salmón, el atún y las sardinas frescas contienen grasas Omega 3 que ayudan a las células cerebrales a entrelazarse. Que sea un hábito comer al menos dos porciones de pescado por semana. El pescado contiene fósforo y yodo, ambos importantes para el trabajo cerebral.

2. Productos lácteos (leche, queso, crema)

Los productos lácteos son especialmente útiles para nuestro cerebro. La falta de grasa puede ser la razón de varias enfermedades desagradables, por ejemplo, la esclerosis múltiple. Además, las proteínas, calcio, vitamina D y magnesio presentes en los productos lácteos desempeñan un papel importante en la estimulación de la actividad cerebral.

3. Carne roja magra

Un estudio publicado en 2011 encontró que las mujeres con niveles saludables de hierro tuvieron un mejor desempeño en las tareas mentales y terminaron más rápido que aquellas con bajos niveles de hierro. Este metal ayuda a transportar oxígeno por todo el cuerpo y el cerebro. La falta de hierro en la dieta puede reducir la capacidad de la sangre para transportar oxígeno, disminuyendo la cantidad entregada al cerebro. No tomar suficiente hierro también puede causar problemas como falta de energía, mala concentración y cansancio. La carne baja en grasa es una excelente fuente de hierro y zinc, minerales importantes para la función cognitiva del cerebro.

4. Los Blanquillos

Una buena fuente de hierro es la yema de huevo. Los huevos contienen fosfolípidos y lecitina, necesarios para construir la membrana de las células cerebrales. En términos de creciente inteligencia, su valor reside principalmente en sus proteínas. Los huevos son de hecho ricos en aminoácidos, vitales en la producción de los principales neurotransmisores.

5. Verduras de hoja verde (espinacas, lechuga, brócoli)

Los estudios demuestran que a las personas que toman más vitamina C les va mejor en las pruebas de atención y memoria. Los expertos sugieren comer al menos 5 porciones de verduras y frutas al día, pero comer una variedad es clave. Todos los verdes frondosos son ricos en vitamina B9 o folato, que se cree que juegan un papel activo en el desarrollo del tejido nervioso del feto y también en la renovación de las células sanguíneas. Elige espinacas, lechuga, berros, brócoli o diferentes tipos de hierbas Rosemary tiene algunos flavonoides, especialmente en su aroma, que estimulan la memoria y la concentración aumentando el flujo sanguíneo cerebral.

6. Legumbres (lentejas, soja, frijoles, garbanzos)

Las legumbres son muy importantes en nuestra dieta. Para alimentar el cerebro y al mismo tiempo mantener estables los niveles de azúcar en la sangre, hacer un hábito de comer al menos dos porciones de legumbres al día. Se dice que el cerebro es adicto a la glucosa. Esto significa que el cerebro sólo utiliza glucosa para el combustible. Nuestro cerebro consume más de cinco gramos por hora, pero no sabe cómo almacenarlo. Es por eso que el cerebro debe ser proporcionado regularmente por la glucosa a través del sistema circulatorio. Los azúcares complejos son cruciales. Las legumbres están llenas de estos azúcares complejos, y su índice glucémico es uno de los más bajos. Realmente permite la regulación de la glucosa en la sangre y la proporciona al cerebro sin crear una reacción hiperglucémica.

7. Bayas rojas

El arándano es rico en antioxidantes. Las células nerviosas tienen un alto riesgo de daño oxidativo y necesitan una protección antioxidante especial en cualquier momento de la vida. Su capacidad para enviar impulsos a través de la

metabolismo equilibrado del oxígeno y este equilibrio no se puede lograr sin tomar nutrientes antioxidantes. Todas las bayas comestibles son fuentes de vitamina C, grosella negra tiene una concentración de vitamina C tres veces mayor que el kiwi y el doble que los cítricos. Además de fortalecer los conductos sanguíneos y mejorar la circulación, permiten una mejor oxigenación del cerebro y luchar contra los radicales libres que pueden afectar las células nerviosas, especialmente las células cerebrales.

8. aguacate

El aguacate es casi tan bueno como el arándano en la protección de la salud del cerebro. El aguacate es una fruta grasa, pero es una grasa monoinsaturada que contribuye a un flujo sanguíneo saludable. Y el flujo sanguíneo saludable conduce a un cerebro sano. Los aguacates también reducen la presión arterial. Es rico en vitamina E, que es un poderoso antioxidante y protege los tejidos grasos del cerebro del envejecimiento. La absorción de betacaroteno y licopeno aumenta cuando se agrega aguacate fresco o aceite de aguacate a cualquier ensalada. Sin embargo, los aguacates son ricos en calorías, por lo que se recomienda comer sólo 1/2 o 1/4 de aguacate en una comida diaria como guarnición.

9. Café y té

La presencia de moléculas de cafeína le da al té y al café su verdadero valor como tónico y estimulante. Estas bebidas calientes pueden mejorar la función cognitiva y prevenir "la enfermedad de Alzheimer. Un estudio de 2011 encontró que cuando los investigadores dieron café con cafeína a ratones genéticamente modificados para desarrollar esta enfermedad, la progresión fue más lenta o no se desarrolló. El té también mostró efectos protectores en el cerebro. Además del alto contenido de antioxidantes que ayudan a combatir los radicales libres y aumentar la actividad cerebral, los bebedores de té funcionan mejor en pruebas de memoria y procesamiento de información.

10. Nueces y semillas

Los frutos secos y las semillas son una fuente de vitamina E. Varios estudios sugieren que una ingesta adecuada de vitamina E puede ayudar a prevenir el deterioro cognitivo, especialmente a una edad temprana. Añadir una onza, un día de avellanas, nueces, nueces de Brasil, almendras, cacahuetes, semillas de sésamo, semillas de girasol y semillas de lino, entre otros, es todo lo que necesita para obtener la cantidad diaria recomendada de zinc, esencial para mejorar las habilidades de pensamiento y memoria. El consumo regular de alimentos ricos en niacina como los cacahuetes protege contra el deterioro cognitivo relacionado con la edad y la enfermedad de Alzheimer. El cacahuete es una fuente de vitamina E que es un antioxidante que protege las

membranas nerviosas en el cerebro, previene la
formación de coágulos sanguíneos

Al cuidar de su dieta, usted ayuda a su cuerpo a tener
una mejor calidad de vida.

Comer consciente o a sabiendas
Cuando almorce, reserve su teléfono y posibles
distracciones. Concéntrate en lo que estás haciendo. No
revises tu correo electrónico, WhatsApp u otro perfil de
redes sociales. Tome un respiro profundo, coma
lentamente y pruebe la deliciosa y saludable comida que
está teniendo el placer de comer.
Disfruta de la comida, no devores.
No sólo la cantidad y composición de los alimentos te
hacen sentir satisfecho. También lo hacen los aspectos
sensoriales como el sabor, el aroma, la textura y el color.
Si devoras comida, probablemente ni siquiera te diste
cuenta de que habías comido. Muy pronto, tendrás que
comer de nuevo. Sé amable y generoso contigo mismo y
olvídate de todo durante las comidas. Si vas a estresarse o
revisar las cosas por teléfono, tu productividad seguirá
disminuyendo después del almuerzo. Concéntrate y
disfruta de la comida y habrá tiempo para resolver lo que
viene después del descanso.
Si eres del tipo de fenómeno de trabajo, olvídate del
trabajo completado te sentirás más descansado y más
fresco. La batería de productividad se recargará. Lo
pasaste de la mañana al mediodía, y tienes que recargarlo
para la segunda parte del día.
No ignores el hambre

Queremos comer saludablemente y ser productivos. No quiero que te confundas y creas que es productivo; tienes que ser flaco a toda costa aunque lleve al hambre.

Eso no es lo que estoy tratando de transmitirte en este libro. Lo que quiero compartir contigo es que si comes saludablemente, serás más feliz y mejor tanto física como mentalmente. Descansarás mejor; tendrás más energía, serás más positivo, te enfermarás menos. En resumen, la productividad se multiplicará exponencialmente.

Come saludablemente pero no ignores el hambre.
Mi experiencia

Me pasó a mí. Hubo momentos en que estaba de 9am a 6pm sin tener un bocado para comer. Vi pacientes en consulta y ni siquiera tuve tiempo de recordar comer. ¿Qué crees que pasó a las 6:00? Bueno, me relajé. De repente el estómago comienza a rugir, y devovovo sin control sobre la cantidad o la calidad de la comida. También tengo un gran dolor de cabeza. Y por supuesto, que a partir de las 14:00 soy un muerto viviente, es decir, me mantengo porque no tengo otra opción y tengo a alguien delante de mí; de lo contrario, las cosas cambiarían. Mi rendimiento disminuyó en la segunda mitad del día.

Además, cuando llegué a casa, comí todo lo que no había comido durante el día. A eso de las 7:30 p.m. Me siento hinchado, tengo indigestión y la sensación de náuseas comienza a emerger. No quiero hacer nada y menos para seguir comiendo.

Por eso te digo que bebas cuando te pidan el estómago. No lo ignores. No quiero que te obligue a comer, sino a escuchar tu cuerpo. Así que siempre ten un refrigerio saludable a mano. Algunos días son caóticos y estos bocadillos pueden salvarte la vida.

Si comiste bien durante el día, tendrás muchas más oportunidades de comer bien cuando llegues a casa. Y comer justo cuando llegas a casa significa " "probablemente te despertarás feliz de hacer algo productivo más tarde en el día. **No tome azúcares**

La mayoría de la gente piensa que las grasas son las culpables de todas las "enfermedades alimentarias de hoy en día". Ese no es el caso. El malo de la película es el azúcar." No demonices la grasa.

Aquí os dejo más información sobre las grasas que te dejarán sin palabras.

Si incluyes azúcares en tu dieta, probablemente tendrás que luchar todo el día contra el hambre. Por lo tanto, comerás cada vez peor. Su peso y problemas de salud aumentarán. Al final, resultará en una pérdida de productividad.

Además, quiero que sepas que el consumo continuo de azúcar puede llevar a:

- Aumento de peso.
- Resistencia a la insulina.
- Diabetes.
- obesidad.
- hígado graso.
- Cáncer de páncreas.
- Insuficiencia renal crónica.
- Presión arterial alta.
- enfermedades cardiovasculares.
- dependencia.
- desnutrición
- La apariencia de los caries.

Posible caída del azúcar
Además, justo después de tomar productos ricos en azúcar, usted puede experimentar alta energía debido al

pico de azúcar en la sangre que ha ocurrido. El problema es que al aumentar los niveles de azúcar en la sangre, el páncreas secreta insulina para eliminarla. El azúcar es empujado por la insulina al hígado y los músculos, que probablemente ya están cargados de glicogen. Esto hará que este azúcar se transforme y se asiente como grasa.

Esto causará una disminución en el azúcar en la sangre que nos dará un accidente. Sé que no quieres que eso te pase a ti. ¿Adivina qué te preguntará el cuerpo cuando suceda? De hecho, más azúcar.

¿Y qué estás haciendo? Agregue más azúcar y faltará más.

Lo que temíamos que pasara. Has entrado en un círculo vicioso del que no puedes escapar. Si esto sucede algún día, no tiene consecuencias significativas. Probablemente no has sido muy productivo porque has sido más consciente de la lucha contra el apareamiento del hambre azucarera. Pero no hay necesidad de pensar más en la cabeza.

Por otro lado, si esto sucede a menudo, usted tiene un montón de votos que su peso es alto. También lo hará el porcentaje de grasa corporal. Y sabes lo que pasa cuando no tienes una dieta saludable y tenemos un cuerpo imperfecto o mejor dicho, hasta el mango. Sí, la productividad y el rendimiento han disminuido.

Hábito nocturno

Última ingesta de alimentos dos horas antes de acostarse. Este tema ha causado mucha controversia en los últimos tiempos.

Siempre se ha pensado que por la noche es cuando se debe comer menos. Creemos que el metabolismo se ralentiza, quemamos algunas calorías y la acumulación de grasa es mayor. En cambio, otros expertos piensan que comer por la noche te ayuda a perder peso e incluso a dormir mejor. El problema es que hay evidencia para ambas situaciones.

Algunos estudios concluyen que la tasa metabólica nocturna es igual al día. Por otro lado, otras críticas vinculan comer por la noche con aumento de peso.

¿Cómo hago eso?

Si no tienes más remedio que comer por la noche y a altas horas de la noche, adelante. Coma sano, suavemente y sin sobrecargarse. Ahora, si tienes la oportunidad, evítalo y come algo primero.

Tenlo en cuenta:

- La melatonina, una hormona que nos ayuda a regular el sueño, aumenta por la noche para indicar que es hora de acostarnos. También reduce la función de diferentes órganos, como los responsables del control de los niveles de glucosa.
- La digestión aumentará la temperatura corporal, retrasando la aparición del sueño. Tenga en cuenta

que la disminución de la temperatura corporal es otra señal que nos ayuda a descansar.

- Si usted tiene reflujo gastroesofágico, es una buena idea comer al menos 2 horas antes de irse a la cama.

Por esta razón, no debe salir de la cena hasta el último minuto. Estos son pequeños detalles que mejorarán la calidad de su descanso.

Sabes, si descansas mejor, serás mucho más productivo. Si tienes una comida abundante de última hora, no estarás bien; tendrás que levantarte para beber agua varias veces por la noche, y probablemente al día siguiente te despertarás con indigestión. Comenzarás el día con el pie izquierdo, más preocupado por tu estómago que por lo que te espera en el trabajo. Probablemente elegirá no desayunar y entrará en el círculo vicioso de cambios de humor, mala dieta y pérdida de productividad.

Conclusiones

Espero que después de leer este libro, todo lo que quería transmitirte se haya vuelto claro para ti. Si sigues una dieta saludable, es mucho más probable que seas productivo y feliz.

No sólo serás físicamente mejor. También te encontrarás psicológicamente imparable. Estar física y psicológicamente bien multiplicará exponencialmente su productividad.

No quiero decir que si no comes bien, no serás feliz ni productivo. Quiero decir, **si te encargas de lo que comes, es mucho más probable que seas feliz y más productivo.** Espero que este libro te dé suficiente orientación sobre cómo comer saludablemente y ser más productivo.

Debido a que la productividad es como el deporte, puede entrenar, mejorar y optimizar de muchas maneras. Aquí hay una lista de recetas que te hacen feliz mientras te preparas y te preparas para servirlas.

RECETAS DE DIETA FELIZ

Patatas fritas pita en la comida de almendras
Servicios: 2-4

Tiempo de cocción: 15 minutos

Ingrediente:

- 1 1/2 taza de harina de almendras, más extra al polvo en el rodillo para evitar el encolado
- 1/2 cucharadita de ajo en polvo
- 1/2 cucharadita de sal
- 1 huevo

instrucción

1. Precalentar el horno a 350°
2. Mezcle la harina de almendras, el ajo en polvo y la sal.
3. Agregue el huevo y mezcle bien en una masa gruesa.

4. Enrolle o presione la masa uniformemente en papel pergamino hasta aproximadamente 1/4 de espesor.
5. Hornee durante 15 minutos hasta que estén crujientes y dorados.
6. Desmonte en virutas.

Champiñones rellenos de
salchichas Sirve: 8 - 10
Tiempo de cocción: 50 minutos
Ingrediente:
- 2 cucharadas de aceite de oliva
- 1 cebolla pequeña, finamente picada
- 1 diente de ajo picado
- 1 libra de botón grande o pequeños tallos de champiñones Bella cored y finamente
- picado para la mezcla de relleno
- 1 kilo de tu envoltorio de salchicha desechado favorito
- 1 cucharada de vinagre de vino tinto
- 2/3 taza de harina de almendras, más para espolvorear
- 1/4 de taza de queso Boursin (el queso de cabra original, no el spread)

instrucción:
1. Precalentar el horno a 325°
2. En una sartén grande con aceite de oliva calentado a fuego medio-alto.

3. Cocine la cebolla hasta que esté suave, aproximadamente 34 minutos.

4. Añade el ajo, cocina otros 1 minuto.

5. Agregue los tallos de champiñones picados.

6. Cocine durante 4-5 minutos hasta que esté muy suave.

7. Agregue la salchicha, dore bien y use una espátula para picar en trozos pequeños.

8. Escurrir y desechar el exceso de grasa si es necesario.

9. Espolvorea vinagre de vino tinto sobre la salchicha.

10. Mezcle la harina de almendras uniformemente.

11. Retirar del fuego y doblar en queso Boursin hasta que se mezcle uniformemente y cremoso.

12. Coloque las tapas de champiñones del lado del cable en una bandeja para hornear de 8 x 8.

13. Mezcla de salchicha con cuchara en tapas de champiñones. Espolvorea harina de almendras adicional en la parte superior.

14. Hornee a 325°F durante 45 minutos, o hasta que los champiñones estén cocidos, y el condimento sea dorado. Enfriar durante 10 minutos, luego servir.

Tapenade de olivo Kalamata

Servidor: 2 - 3 tazas

Tiempo de cocción: 45 segundos

Ingrediente:

- 1/3 taza de piñones crudos
- 2 tazas de aceitunas kalamata picadas
- 2 cucharadas de alcaparras enjuagadas
- 2 cucharaditas de mostaza Dijon
- 1/2 cucharadita de ajo picado
- 2 cucharadas de aceite de oliva
- 1 cucharadita de jugo de limón fresco
- 2 filetes de anchoa, enjuagados y secos (opcional)

instrucción:

1. En un procesador de alimentos, mezcle los piñones hasta que se conviertan en mantequilla de nueces, aproximadamente 30-45 segundos.
2. Agregue los ingredientes restantes y pulse hasta que estén finamente picados, con una consistencia de pasta gruesa, alrededor de 10 pulsos, raspando el lado del procesador de alimentos para asegurarse de que todos los ingredientes se mezclan bien.
3. Ponga un recipiente hermético y guárdelo en el refrigerador durante la noche para dejar que los sabores tomen tiempo para establecerse. Llevar a temperatura ambiente antes de servir.

Melocotones envueltos en

jamón Salida: 16 - 18 piezas

Ingrediente:

- 3 melocotones pelados, deshuesados y cortados en cuñas de 1 pulgada
- 5 rebanadas de jamón, cortadas longitudinalmente y en tercios.

instrucción

1. Caliente una sartén a fuego medio-alto.
2. Ponga los melocotones envueltos en jamón en una formación de reloj en su sartén, a partir del mediodía.
3. De esta manera, recuerdas dónde empezaste cuando es hora de voltear cada pieza.
4. Cocine hasta que el jamón se endurezca, pero no es demasiado crujiente.
5. Voltea y repite a cada lado de la cuña de pesca.
6. La pesca será cálida ligeramente al aire libre.
7. Sirva inmediatamente. Mira a tus invitados "ooh" y "ahh" mientras los melocotones se derriten en tu boca.

Envuelva el jamón alrededor de rodajas de melocotón, usando un palillo de dientes para mantenerlo en su lugar si es necesario.

Patatas fritas de queso

Servicios: 1

Tiempo de cocción: 3 minutos

Ingrediente:

- 1/4 de taza de queso rallado (cheddar, mozzarella o Colby Jack)

instrucción:

1. Caliente una sartén pequeña a fuego medio-alto
2. extender el queso rallado en un círculo de 4-6 y freír en una sartén, teniendo cuidado de no quemar, hasta que el queso esté dorado y brillante.
3. Retirar de la sartén y dejar enfriar en una toalla de papel. O come ahora, pero por favor no te quemes la boca.
4. Alternativamente, coloque 1/4 de taza de queso rallado en un plato.
5. Sutilmente extendido en un círculo de 4-6.
6. Microondas 75-90 segundos hasta que el queso salga en un disco cocido y plano.
7. Pelar el queso crujiente del plato y dejar enfriar hasta que **crujiente Tzatziki Dip**

Saque: 2 – 3

Tiempo de cocción: 10 minutos

Ingrediente:

- 5 pepinos persas o
- 1 pepino inglés grande, pelado y picado en trozos gruesos
- 1 cucharada de dieto fresco 1 diente de ajo
- 2 cucharadas de jugo de limón picado (aproximadamente 1/2 limón)
- 2 cucharaditas de sal 2 tazas de yogur griego
- Sal y pimienta para terminar

instrucción:

- Poner las piezas de pepino sobre una superficie plana.
- Espolvorear con sal y dejar pararse durante 10 minutos para extraer el exceso de agua.
- Secar con una toalla de papel. Combine el dihtheum, el ajo, el pepino, el jugo de limón y la sal en un procesador de alimentos o Vitamix.
- Pulse hasta que se mezcle pero sea grueso.
- Vierta en un tazón. Batir en yogur griego, combinando bien.
- Sirva junto con carne y verduras a la parrilla, o como un chapuzón con papas fritas de pita en la comida de almendras.

Corteza de pizza de coliflor

Servir: (Rendimientos 1 - 10 corteza fina)

Tiempo de cocción: 20 minutos

Ingrediente:

- 2 bolsas de 12 onzas de cimette de coliflor, tallos retirados
- 1/4 de taza de queso parmesano rallado 1/4 de taza de mozzarella rallada
- 1/2 cucharadita de ajo en polvo 1/2 cucharadita de orégano seco
- 1/2 cucharadita de albahaca seca
- 1/2 cucharadita de sal
- 1 huevo

Para el condimento: Salsa de pizza casera o comprada en la tienda sin azúcar Su elección de carne, queso, etc.

1. Coliflor de pulso en un procesador de alimentos hasta que se parezca a la consistencia del cuscús. Se verá nevado.

2. En un tazón de microondas, cocine alto durante 3-4 minutos. Déjame refrescarme. Usando la lona de queso, exprime todo el exceso de agua de la coliflor, luego haz un último apretón envolviendo una toalla alrededor de la lona de queso para asegurarte de que todo el exceso de agua se haya eliminado.

3. Precaliente el horno a 425°.

4. En un tazón grande mezcle coliflor, parmesano, mozzarella, ajo en polvo, orégano, albahaca, sal y huevo muy uniformemente y forme una bola de pasta.

5. Cubra una bandeja para hornear con papel pergamino. Rocíe con una ligera capa de aceite de oliva o aceite de coco. Coloque la bola de masa en el centro y presione en un círculo, aproximadamente 10-11 pulgadas de diámetro y 1/2 pulgadas de espesor.

6. Hornee durante 11-14 minutos hasta que las manchas marrones doradas comiencen a cubrir la superficie de la corteza. Retirar del horno, añadir la salsa y los ingredientes y reposicionar en el horno durante 5-7 minutos o hasta que la cobertura del queso se disuelva y espumoso.

sopas:

Diferentes platos de sopas también pueden dejar un sensación saludable después de comer
Sirve: Sopa de salvia de pollo (4-6) Tiempo de cocción: 20 minutos **Ingrediente:**

- 1 cucharada de aceite de oliva
- 1 cebolla amarilla picada
- 3 tallos de apio picados
- 2 zanahorias peladas y picadas
- 1/2 cucharadita de orégano seco
- 1/2 cucharadita de albahaca seca
- 1/2 cucharadita de tomillo seco
- 1/2 cucharadita de cebolla en polvo
- 1/2 cucharadita de ajo en polvo
- 12 hojas de salvia, picadas
- 4 tazas de caldo de pollo (o una caja si utiliza la tienda comprada)
- 1 pollo rotisserie, carne clara y oscura tirada o cortada en trozos de 1/2 pulgada
- Queso parmesano rallado fresco para decorar

instrucción:
1. En una gran olla de panadería holandesa o Le Creuset, calienta el aceite de oliva a fuego medio-alto hasta que brille. Saltee cebollas, apio y zanahorias hasta que estén muy suaves, aproximadamente 8-10 minutos.

2. Agregue el orégano, la albahaca, el tomillo, la cebolla en polvo y el ajo en polvo, mezcle bien con las verduras.
3. Agregue las hojas de salvia, cocine durante otros 3-5 minutos. Vierta el caldo de pollo. Deja hervir, luego cocina a fuego lento.
4. Agregue el pollo y cocine durante 15-20 minutos. Sirva inmediatamente y decore con queso parmesano fresco.

Caldo de pollo casero

Saques: 8-10 tazas

Tiempo de cocción: 4 horas

ingrediente

- 1 cadáver de pollo asado
- 8 zanahorias para niños
- 2 tallos de apio, picados dos veces
- 1 cebolla mediana descuartizado (¡puedes dejar la piel encendida si quieres experimentar!)
- 1 hoja de laurel 1 ramo de hierbas decorar a mano; Uso de orégano, tomillo y salvia
- 2 cucharaditas de sal 1 cucharadita de pimienta fresca
- 1 cucharada de vinagre de manzana
- Suficiente agua para cubrir todo el pollo en una tienda departamental

instrucción:

1. Pon todos los ingredientes en una olla.
2. Hierva, baje y cocine a fuego lento de 3 a 4 horas.
3. Escurrir a través de un colador y dejar enfriar durante 1/2 hora.
4. Vierta el material a través de un colador para eliminar los restos.
5. Vierta en el congelador y congele.

Sopa de repollo albondigas Sirve:
6-8

Tiempo de cocción: 20 minutos

Albóndigas

ingrediente

- 1 lb 80/20 de carne picada (mal uso del tejido picado)
- 1/3 taza de harina de almendras
- 1 huevo batido
- 1 cucharada de menta fresca picada
- 1 cucharadita de sal Pizca de sopa de comino
- 1 cucharada de aceite de oliva o aceite de semilla de uva
- 1/2 cebolla finamente picada
- 2 dientes de ajo picados
- 2 cajas de caldo de pollo (o 8 tazas de caldo casero si lo tienes a mano)
- 2 cubos de caldo de pollo sin gluten 1 lata de tomates picados (jugos de reserva)
- 2 tazas de repollo cortado libremente
- 4-6 zanahorias bebé, en rodajas
- Sal y pimienta para condimentos

directrices:

1. Pon todos los ingredientes de la albóndiga en un tazón grande y combínalos uniformemente con las manos. Forma en albóndigas, de 1 pulgada a 1 1/2 pulgadas de diámetro.
2. En un horno holandés, saltee las cebollas en el aceite hasta que estén suaves.
3. Agregue el ajo y continúe salteando otros 3-5 minutos.

4. Agregue el caldo de pollo y los cubos de caldo y lleve a ebullición, asegurándose de que los cubos de caldo se disuelvan a fondo.

5. Pon las albóndigas en el almacén y vuelve a hervir.

6. Desnatando la espuma de la parte superior de la sopa de vez en cuando.

7. Reduzca el fuego a medio-bajo, agregue los tomates y los jugos reservados. Cubra y cocine a fuego lento durante 20 minutos.

8. Agregue el repollo y las zanahorias, cubra y cocine a fuego lento durante otros 20-30 minutos, sazonados con sal y pimienta si es necesario.

Carne de res simple y
estofado Portobello: sirve 4-6
Tiempo de cocción: 3 horas
Ingrediente:

- 1 libra de carne de res alimentada con hierba, cortada en trozos
- 1/2 cucharadita de cebolla en polvo para sazonar la carne de res
- 1 cebolla amarilla, picada libremente
- 3 tallos de apio, cortados libremente
- 1/2 taza de zanahorias picadas libremente
- 8 onzas de tapas de champiñones portobello, cortados libremente (alrededor de 3-4 gorras portobello)
- 1 14 onzas de tomates cortados en cubos
- 3 onzas de pasta de tomate (1/2 lassma)

- 1/2 taza de caldo de pollo
- 1 cucharada de vinagre de vino tinto
- 1/2 cucharadita de orégano seco
- 1/2 cucharadita de tomillo seco
- 1 cucharadita de sal, más para sazonar
- 1/2 cucharadita de pimienta molida, más para sazonar

directrices:

1. Sazona la carne con cebolla en polvo. Dore a fuego alto en una sartén, calentando cada lado de los trozos de carne de res, aproximadamente 3-4 minutos en total.
2. Vierta la carne en la olla de cocción lenta; añadir todos los ingredientes restantes.
3. Cocine a menos de 8-10 horas o 4-5 horas de alto hasta que el guiso esté listo, sazone con sal y pimienta adicionales al gusto.

Crema de champiñones, espárragos y sopa de cebolla
Sirve: 2 – 3 Ingrediente:

- 1 libra de espárragos 1 cebolla mediana picada
- 1 libra de cremini, bebé Bella o champiñones botón
- 1 1/2 taza de caldo de pollo o verduras
- 1 cucharadita de sal
- 1/2 cucharadita de pimienta recién molida
- 1/2 taza de crema pesada

instrucción

1. Cortar y desechar los extremos ásperos de los espárragos, por lo general la parte inferior 2-3 pulgadas del tallo.
2. Corta los espárragos restantes en trozos de 2 pulgadas.
3. En una cesta de vapores, vaporiza los espárragos, cebollas y champiñones durante 5-7 minutos, hasta que estén tiernos.
4. Al mismo tiempo, calienta el caldo de pollo hasta que hierva.
5. Retirar del fuego.
6. En una licuadora puré de las verduras, caldo de pollo, sal y pimienta durante 3-4 minutos, hasta que estén suaves.
7. Agregue la crema y el pulso para mezclar hasta que estén suaves. Servir inmediatamente

nutrición

DIETA KETO

Qué es la chetosis

La cetosis es un trastorno en el que el cuerpo crea
moléculas llamadas cetonas producidas por el hígado.
Está diseñado para dar energía a las células y órganos y
puede reemplazar la glucosa como una fuente alternativa
de combustible.

La dieta cetogénica, también se conoce como una dieta
keto, no es una dieta de moda centrada en ciencias
nutricionales cuestionables. Ha existido desde la
antigüedad, utilizando la dieta como parte de un
tratamiento holístico de la epilepsia para los antiguos
griegos. Además, aquí en los Estados Unidos, en la
década de 1920, era una forma conocida de terapia para
las convulsiones epilépticas infantiles.

Desafortunadamente, con su propensión a efectos
inmediatos, este método natural de tratamiento tuvo que
dar paso a los avances modernos en la ciencia
farmacéutica.

Por suerte, la dieta cetogénica ha encontrado su camino
de vuelta a la corriente principal una vez más y
probablemente por muy buenas razones! Verás, la base
de la dieta es esencialmente activar los mecanismos de
quema de grasa de su cuerpo con el fin de alimentar lo
que el cuerpo necesita para la energía durante el día. Lo

que significa que la grasa que consumes, así como la grasa almacenada en tu cuerpo, se han convertido en reservas de combustible de las que tu cuerpo puede depender! No es de extrañar que esta dieta realmente te ayude a perder peso, incluso para esas áreas obstinadas y difíciles de perder grasas.

Esta podría ser una de las razones por las que elegiste este libro y trataste de embarcarte en el camino cetogénico para sentir paz interior y ser feliz, o es posible que hayas aprendido cosas de tu círculo social sobre cómo la dieta keto realmente normaliza los niveles de azúcar en la sangre y optimiza tus lecturas de colesterol, y estás fascinado.

¿Qué tal historias de diabetes tipo 2 invertidas con solo seguir esta dieta, así como historias de algunos tumores detenidos o tumores que se reducen debido a los efectos positivos de la dieta keto? ¡Tampoco debemos olvidar la consiguiente reducción del riesgo de enfermedad cardiovascular como resultado de la dieta!

Beneficio del estilo de vida cetogénico

La dieta keto es un excelente refuerzo motivacional o recordatorio durante los casos en los que te sientes mal en tu sistema corporal. Durante el viaje de cheto, cuando el viaje se pone duro y tirar la toalla se convierte en una opción un poco atractiva.

¡No te rindas! ¡Estas son las ventajas que te esperan al final del túnel!

Supresión natural del hambre

Al igual que el que se ha procesado antes, esta característica de la dieta keto es realmente útil cuando su objetivo es lograr un poco de pérdida de peso. Ahora puedes hacerlo sin sufrir de mordeduras de hambre locas.

Pérdida de peso y mantenimiento sostenibles

La pérdida de peso nos hace sentir esta paz interior. Otra cosa que hace que vaya para la dieta cetogénica es el hecho de que prácticamente no tienes que prestar atención a rebotes repentinos de peso o ganancias de peso locos si mantienes un registro con la dieta. La mecánica de la chetosis no permite que esto suceda y, por supuesto, estamos hablando de comidas regulares aquí, no de siete u ocho mil planes de dieta calórica que definitivamente alterarían el proceso de pérdida de peso. ¡Todavía puedes subir de peso si comes demasiado!

Pensamientos más claros en la mente

Debido a los beneficios neuroprotectores que las cetonas realmente dan al cerebro, una de las ventajas adicionales de ir keto sería experimentar una mente más aguda y clara. Los procesos de pensamiento se tocan con mayor claridad, sin la niebla cerebral que es común para las personas en dietas elaboradas ricas en carbohidratos. Las cetonas se queman de manera más eficiente, ya que el combustible también contribuye a esta mayor claridad mental.

Experimenta mejores y más estables estados de ánimo
Cuando el cuerpo entra en cetosis, cetonas generadas
para la energía también ayudan con el equilibrio entre
dos neurotransmisores que gobiernan el cerebro: GABA,
también conocido como ácido gamma-aminobutírico, así
como glutamato. GABA sirve para calmar el cerebro,
mientras que el glutamato actúa como un estimulante
para el sistema cerebral. El truco para un cerebro sano y
feliz es mantener estas dos sustancias en el equilibrio
equivocado, y cetonas sin duda ayudan a lograr este
objetivo.

**Mejorar los niveles de energía y resolver la fatiga
crónica**
En lugar de tener picos de montaña rusa en sus niveles de
energía, el cuerpo alimentado por cetona le permitirá
experimentar mayores niveles de energía que
permanecen más o menos constantes siempre y cuando
tenga sus comidas cuando el hambre golpea. La fatiga
crónica también se convierte en un problema debido a los
altos niveles de energía. Aunque la fatiga crónica es un
síntoma de otras enfermedades, muchos se desmayan
que incluso si no desaparece por completo, el cansancio
mejora en la dieta keto. Obtenga su

niveles de inflamación hacia abajo
Cuando te aseguras de tener un equilibrio adecuado de
las grasas omega-3, estas grasas poliinsaturadas
saludables ayudan a reducir la respuesta inflamatoria en
el sistema corporal. Esta es una buena noticia para
aquellos que sufren de enfermedades inflamatorias
crónicas. Además, la restricción de carbohidratos

probablemente vería una disminución en la ingesta de azúcar, lo que definitivamente ayudará a reducir la inflamación también.

Mejorar las lecturas de paneles lipídicos

Ir cheto generalmente debe ver el aumento del colesterol HDL como los niveles de colesterol LDL van en sentido contrario. Podría haber varios casos en los que se pueden ver cambios en los niveles de HDL y LDL, lo que conduce a un aumento general en los niveles de colesterol. Algunas personas han expresado su preocupación por este tema, y me gustaría entrar en esto un poco más de detalle. Para aquellos que pasan por una dieta cetogénica, LDL y niveles totales de colesterol pueden ser altos, pero esto no debería asustarte por completo! Piénsalo de esta manera: si tu cuerpo ha sido metabólicamente comprometido a lo largo de los años de comer carbohidratos refinados y azucarados, el aumento del colesterol es en realidad una señal de que el cuerpo está pasando por un período de curación para normalizar la función metabólica. Los niveles totales de LDL y colesterol parecen comenzar a inclinarse hacia abajo cuando el daño se repara completamente. El cuerpo de todos es especial, al igual que el tiempo que se tarda en repararse. Muchos pueden ver resultados en meses, mientras que otros pueden tardar uno o dos años en alcanzar las tasas óptimas.

Menos estrés oxidativo

La dieta cetogénica es responsable del aumento de antioxidantes presentes en el cuerpo, reduciendo también directamente la oxidación que se encuentra en las mitocondrias del cuerpo. Con el aumento de la actividad antioxidante durante la dieta keto, los radicales libres tienden a tener más dificultades para infligir daño oxidativo a nuestro cuerpo. Menos oxidación generalmente significa que nuestras células y órganos funcionan mejor y disfrutan de una vida útil más larga. Esto también significa que puede haber una posibilidad de prolongar nuestra longevidad, ya que la oxidación, siendo una de las principales razones detrás del envejecimiento, ve su actividad contenida hasta cierto punto durante la dieta cetogénica. Estas son sólo algunas de las ventajas que disfrutarás cuando vayas cheto. Me hubiera gustado haber proporcionado más información, especialmente cuando la dieta cetogénica ha tenido efectos positivos en enfermedades como el cáncer, el síndrome de ovario poliquístico, la enfermedad del hígado graso no alcohólico y trastornos neurodegenerativos como la enfermedad de Parkinson y la enfermedad de Alzheimer. Aquí están las recetas recomendadas de cheto para el desayuno, el almuerzo y la cena.

desayuno

Huevos fritos con verduras y queso parmesano
Porciones: 6
Tiempo de preparación: 5 minutos
Tiempo de cocción: 15 minutos
Ingredientes:

- 12 huevos grandes batidos
- Sal y pimienta
- 1 pimiento rojo pequeño, cortado en cubos
- 1 cebolla amarilla pequeña picada
- 1 taza de champiñones cortados en cubos
- 1 taza de calabacín cortado en cubos
- 1 taza de queso parmesano recién rallado

Instrucciones:
1. Precaliente el horno a 200 grados y engrase una bandeja para hornear en círculos con spray de cocina.
2. Batir los huevos en un tazón con sal y pimienta hasta que estén espumosos.
3. Mezcle bien los pimientos, las cebollas, los champiñones y el calabacín.
4. Vierta la mezcla en la bandeja para hornear y extienda en una capa uniforme.
5. Espolvoree con parmesano y cocine durante 12-15 minutos hasta que el huevo esté listo.
6. Dejar enfriar ligeramente, luego cortar en cuadrados para servir.

Información nutricional: 215 calorías, 14 g de grasa, 18,5 g
proteínas, carbohidratos 5g, fibra 1g, carbohidratos netos 4g

Porciones de batido de aguacate de
repollo: 1
Tiempo de preparación: 5 minutos
Tiempo de cocción: Ninguno
Ingredientes:

- 1 taza de repollo fresco picado
- 1/2 taza de aguacate picado
- 3/4 de taza de leche de almendras sin endulza
- 1/4 de taza de yogur con grasa completa, simple
- 3 a 4 cubitos de hielo
- 1 cucharada de jugo de limón fresco
- Extracto de stevia líquida, al gusto

directrices:

1. Combine el repollo, el aguacate y la leche de almendras en una licuadora.
2. Pulse los ingredientes varias veces.
3. Agregue los ingredientes restantes y mezcle hasta que estén suaves.
4. Vierta en un vaso grande y disfrute inmediatamente.

Información nutricional: 250 calorías, 19 g de grasa, 6 g de proteína,
17,5 g de carbohidratos, 6,5 g de fibra, 11 g de batido neto
de proteína de mantequilla de almendras
Porciones: 1
Tiempo de preparación: 5 minutos
Tiempo de cocción: Ninguno
Ingredientes:

- 1 taza de leche de almendras sin endulza

- 1/2 taza de yogur lleno de grasa, simple
- 1/4 de taza de proteína clara de huevo vainilla en polvo
- 1 cucharada de mantequilla de almendras
- Pellizcar la canela molida
- Extracto de stevia líquida, al gusto

directrices:
1. Combine la leche de almendras y el yogur en una licuadora.
2. Pulse los ingredientes varias veces.
3. Agregue los ingredientes restantes y mezcle hasta que estén suaves.
4. Vierta en un vaso grande y disfrute inmediatamente.

Información nutricional: 315 calorías, 16,5 g de grasa, 31,5 g de proteína, 12 g de carbohidratos, 2,5 g de fibra, 9,5 g de carbohidratos netos

Raciones de batido de remolacha y
arándanos: 1
Tiempo de preparación: 5 minutos Tiempo de cocción: Ninguno **Ingredientes**:

- 1 taza de leche de coco sin endulza
- 1/4 de taza de crema pesada
- 1/4 de taza de arándanos congelados
- 1 remolacha pequeña, pelada y picada
- 1 cucharadita de semillas
- Extracto de stevia líquida, al gusto

directrices:

1. Combine los arándanos, remolacha y leche de coco en una licuadora.
2. Pulse los ingredientes varias veces.
3. Agregue los ingredientes restantes y mezcle hasta que estén suaves. 4. Vierta en un vaso grande y disfrute inmediatamente.

Información nutricional: 215 calorías, 17 g de grasa, 2,5 g de proteína, 15 g de carbohidratos, 5 g de fibra, 10 g de carbohidratos netos

Muffins de mantequilla de almendras

Porciones: 12
Tiempo de preparación: 10 minutos
Tiempo de cocción: 25 minutos
Ingredientes:
- 2 tazas de harina de almendras
- 2 cucharaditas de polvo de hornear
- 1/4 cucharadita de sal
- 3/4 de taza de mantequilla de almendras, calentada
- 3/4 de taza de leche de almendras sin endulza
- 4 huevos grandes

directrices:
1. Precaliente el horno a 200 grados y forre una sartén de muffins con cuentas de papel.

2. Batir la harina de almendras junto con el edulcorante, levadura y sal en un tazón.

3. En un tazón separado, mezcle la leche de almendras, la mantequilla de almendras y los huevos.

4. Mezcle los ingredientes húmedos en seco hasta que se combinen.

5. Vierta la masa en la sartén preparada y cocine durante 22-25 minutos hasta que un cuchillo insertado en el centro salga limpio.

6. Enfríe los muffins en la sartén durante 5 minutos y, a continuación, enciéndalo en un estante de refrigeración al ras.

Información nutricional: 135 calorías, 11 g de grasa, 6 g de proteína, 4 g de carbohidratos, 2 g de fibra, 2 g netos.

Tortilla occidental clásica

Porciones: 1

Tiempo de preparación: 5 minutos

Tiempo de cocción: 10 minutos

Ingredientes:

- 2 cucharaditas de aceite de coco
- 3 huevos grandes batidos
- 1 cucharada de crema pesada
- Sal y pimienta
- 1/4 de taza de pimienta verde cortada en cubos
- 1/4 de taza de cebolla amarilla cortada en cubos
- 1/4 de taza de jamón cortado en cubos

directrices:

1. Mezcle los huevos, la crema pesada, la sal y la pimienta en un tazón pequeño.
2. Caliente 1 cucharadita de aceite de coco en una sartén pequeña a fuego medio.
3. Agregue los pimientos, las cebollas y el jamón, luego saltee durante 3-4 minutos.
4. Vierta la mezcla en un tazón y sobrecaliente la sartén con el resto del aceite.
5. Vierta los huevos batidos y cocine hasta que comience a ponerse la parte inferior del huevo.
6. Incline la sartén para extender el huevo y cocine hasta que esté casi listo.
7. Vierta la mezcla de verduras y jamón sobre la mitad de la tortilla y plétela.
8. Deje que la tortilla se cocine hasta que se preparen los huevos y, a continuación, sirva caliente.

Información nutricional: 415 calorías, 32,5 g de grasa, 25 g de proteína, 6,5 g de carbohidratos, 1,5 g de fibra, carbohidratos netos 5g

Panqueques de proteína canela

Porciones: 4

Tiempo de preparación: 5 minutos

Tiempo de cocción: 15 minutos

Ingredientes:

- 1 taza de leche de coco enlatada
- 1/4 de taza de aceite de coco
- 8 huevos grandes
- 2 fechorías (40 g) de proteína clara de huevo en polvo
- 1 cucharadita de extracto de vainilla
- 1/2 cucharadita de canela molida
- Nuez moscada molida
- Extracto de stevia líquida, al gusto

Instrucciones:

1. Combine la leche de coco, el aceite de coco y los huevos en un procesador de alimentos.
2. Pulse la mezcla varias veces y, a continuación, agregue los ingredientes restantes.
3. Mezcle hasta que esté suave y bien combinado- ajuste la dulzura al gusto.
4. Caliente una sartén antiaé aire a fuego medio.
5. Coloca la cuchara en la masa, usando aproximadamente 1/4 de taza para panqueques.
6. Cocine hasta que las burbujas se formen en la superficie de la masa y, a continuación, dé la vuelta con cuidado.
7. Deje que el panqueque se cocine hasta que la parte inferior esté firme.

8. Transfiéralo a un plato para calentar y repetir con la masa restante.

Información nutricional: 440 calorías, 38 g de grasa, 22 g de proteína, 5,5 g de carbohidratos, 1,5 g de fibra, 4 g de carbohidratos netos

Huevos en una sartén con porciones de
jamón para: 6
Tiempo de preparación: 5 minutos
 Tiempo de cocción: 15 minutos
Ingredientes:

- 12 huevos grandes batidos
- Sal y pimienta
- 2 tazas de jamón cortado en cubos
- 1 taza de queso pepper jack rallado

directrices:

1. Precaliente el horno a 200 grados y engrase una bandeja para hornear en círculos con spray de cocina.
2. Batir los huevos en un tazón con sal y pimienta hasta que estén espumosos.
3. Mezcle el jamón y el queso hasta que estén bien combinados.
4. Vierta la mezcla en la bandeja para hornear y extienda en una capa uniforme.
5. Cocine durante 12-15 minutos hasta que el huevo esté listo.
6. Deje enfriar ligeramente y luego corte en cuadrados para servir.

Información nutricional: 235 calorías, 15 g de grasa, 21 g de proteína, 2,5 g de carbohidratos, 0,5 g de fibra, 2 g de carbohidratos netos

Desintoxicante porciones de batido
verde: 1

Tiempo de preparación: 5 minutos
Tiempo de cocción: Ninguno
Ingredientes:

- 1 taza de repollo fresco picado
- 1/2 taza de espinacas frescas
- 1/4 de taza de apio en rodajas
- 1 taza de agua • 3 a 4 cubitos de hielo
- 2 cucharadas de jugo de limón fresco
- 1 cucharada de jugo de lima fresco
- 1 cucharada de aceite de coco
- Extracto de stevia líquida, al gusto

directrices:
1. Combine el repollo, la espinaca y el apio en una licuadora.
2. Pulse los ingredientes varias veces.
3. Agregue los ingredientes restantes y mezcle hasta que estén suaves.
4. Vierta en un vaso grande y disfrute inmediatamente.

Información nutricional: 160 calorías, 14 g de grasa, 2,5 g de proteína, 8 g de carbohidratos, 2 g de fibra, 6 g de carbohidratos netos

Batido de calabaza avellana
Porciones: 1
Tiempo de preparación: 5 minutos Tiempo
de cocción: Ninguno **Ingredientes**:

- 1 taza de leche de anacardo sin endulzar
- 1/2 taza de puré de calabaza

- 1/4 de taza de crema pesada
- 1 cucharada de almendras crudas
- 1/4 cucharadita de pastel de calabaza especiada
- Extracto de stevia líquida, al gusto

Instrucciones:
1. Combine todos los ingredientes en una licuadora.
2. Pulse los ingredientes varias veces, luego mezcle hasta que estén suaves. 3. Vierta en un vaso grande y disfrute inmediatamente.

Información nutricional: 205 calorías, 16,5 g de grasa, 3 g de proteína, 13 g de carbohidratos, 4,5 g de fibra, 8,5 g de carbohidratos netos

Muffin de huevo de mozzarella de tomate

Porciones: 12

Tiempo de preparación: 5 minutos

Tiempo de cocción: 25 minutos

Ingredientes:

- 1 cucharada de mantequilla
- 1 tomate mediano, finamente cortado en cubos
- 1/2 taza de cebolla amarilla cortada en cubos
- 12 huevos grandes batidos
- 1/2 taza de leche de coco enlatada
- 1/4 de taza de cebolla verde en rodajas
- Sal y pimienta
- 1 taza de mozzarella rallada

directrices:

1. Precalentar el horno a 200 grados y engrasar una sartén de muffins con spray de cocina.
2. Derretir la mantequilla en una sartén mediana a fuego medio.
3. Agregue el tomate y la cebolla, luego cocine durante 3-4 minutos hasta que se ablanden.
4. Divida la mezcla entre las tazas de muffins.
5. Mezcle los huevos, la leche de coco, las cebollas verdes, la sal y la pimienta y luego vierta en las tazas de muffins.
6. Espolvorear con queso, luego cocinar durante 20-25 minutos hasta que el huevo esté listo.

Información nutricional: 135 calorías, 10,5 g de grasa, 9 g de proteína, 2 g de carbohidratos, 0,5 g de fibra, 1,5 g de carbohidratos netos

Gofres crujientes

Porciones: 4

Tiempo de preparación: 10 minutos

Tiempo de cocción: 20 minutos

Ingredientes:

- 4 huevos grandes, separados en blancos y yemas
- 3 cucharadas de harina de coco
- 3 cucharadas de polvo de edulcorante
- 1 1/4 cucharadita de polvo de hornear
- 1 cucharadita de extracto de vainilla
- 1/2 cucharadita de canela molida
- 1/4 cucharadita de jengibre molido
- Pellizcar clavos de tierra
- Cardamomo molido
- 3 cucharadas de aceite de coco, derretido
- 3 cucharadas de leche de almendras sin endulza

directrices:

1. Separe los huevos en dos cuencos de mezcla diferentes.
2. Batir las claras de huevo hasta que se formen picos rígidos, luego dejar a un lado.
3. Batir las yemas de huevo con la harina de coco, edulcorante, polvo de hornear,

90

vainilla, canela, cardamomo y clavo de olor en el otro tazón.

4. Agregue el aceite de coco derretido al segundo tazón mientras bate, luego bata la leche de almendras.

5. Dobla suavemente las claras   de huevo hasta que se   combinen.

6. Precaliente la plancha de gofres y la grasa con spray de cocina.

7. Vierta aproximadamente   1/2 taza de masa en la plancha.

8. Cocine el gofre de acuerdo con las instrucciones del fabricante.

9. Retire el gofre en un plato y repita con la masa restante.

Información nutricional: 215 calorías, 17 g de grasa, 8 g de proteína, 8 g de carbohidratos, 4 g de fibra, 4 g de carbohidratos netos

Huevos revueltos de brócoli

Porciones: 1

Tiempo de preparación: 5 minutos Tiempo de cocción: 10 minutos **Ingredientes**:

- 2 huevos grandes batidos
- 1 cucharada de crema pesada
- Sal y pimienta
- 1 cucharadita de aceite de coco
- 1 taza de repollo fresco picado
- 1/4 de taza de cimette de brócoli congelado, descongelado
- 2 cucharadas de queso parmesano rallado

directrices:

1. Batir los huevos junto con la crema pesada, sal y pimienta en un tazón.
2. Caliente 1 cucharadita de aceite de coco en una sartén mediana a fuego medio.
3. Agregue el repollo y el brócoli, luego cocine hasta que el repollo se marchite, aproximadamente 1-2 minutos.
4. Vierta los huevos y cocine, revolviendo ocasionalmente, hasta que estén listos.
5. Agregue el parmesano y sirva caliente.

Informaciónnutricional: 315 calorías, 23 g de grasa, 19,5 g de proteína, 10 g de carbohidratos, 1,5 g de fibra, 8,5 g de carbohidratos netos

almuerzo

Ensalada de aguacate de pepino con tocino
Porciones: 2
Tiempo de preparación: 10 minutos
Tiempo de cocción: Ninguno
Ingredientes:

- 2 tazas de espinacas frescas picadas
- 1/2 Pepino inglés, en rodajas finas
- 1 aguacate pequeño, picado y picado
- 1 1/2 cucharada de aceite de oliva
- 1 1/2 cucharada de jugo de limón
- Sal y pimienta
- 2 rebanadas de tocino cocido, picado

directrices:

1. Combine las espinacas, el pepino y el aguacate en un tazón para ensaladas.
2. Exprime con aceite de oliva, jugo de limón, sal y pimienta.
3. Cubra con tocino picado para servir.

Informaciónnutricional: 365 calorías, 24,5 g de grasa, 7 g de proteína, 13 g de carbohidratos, 8 g de fibra, 5 g de carbohidratos netos

Sopa de hamburguesa con queso Bacon

Porciones: 4

Tiempo de preparación: 10 minutos

Tiempo de cocción: 15 minutos

Ingredientes:

- 4 rebanadas de tocino crudo
- 8 onzas de carne picada (80% magra)
- 1 cebolla amarilla mediana picada
- 1 diente de ajo picado
- 3 tazas de caldo de carne
- 2 cucharadas de pasta de tomate
- 2 cucharaditas de mostaza Dijon
- Sal y pimienta
- 1 taza de lechuga rallada
- 1/2 taza de queso cheddar rallado

Instrucciones:

1. Cocine el tocino en una cacerola hasta que esté crujiente, luego escurra sobre servilletas de papel y pica.
2. Sobrecaliente la grasa del tocino en la cacerola y agregue la carne de res.
3. Cocine hasta que la carne se dore y luego escurra la mitad de la grasa.
4. Sobrecaliente la cacerola y agregue la cebolla y el ajo - cocine durante 6 minutos.
5. Mezcle el caldo, la pasta de tomate y la mostaza, luego sazone con sal y pimienta.

6. Agregue la carne de res y cocine a fuego lento durante 15 minutos, cubierta.
7. Coloca la cuchara en cuencos y tapas con lechuga rallada, queso cheddar y tocino.

Información nutricional: 315 calorías, 20g de grasa, 27g de proteína, 6g de carbohidratos, 1g de fibra, 5g de carbohidratos netos

Porciones de sándwich de jamón y
provolone: 1
Tiempo de preparación: 30 minutos
Tiempo de cocción: 5 minutos

Ingredientes:

- 1 huevo grande, separado
- Pellizcar la crema del sarro
- Pellizcar sal
- Crema suavizada de 1 onza
- 1/4 de taza de provolone rallado
- 3 onzas de jamón en rodajas

Instrucciones:

1. Para el pan, precaliente el horno a 300 °F y forre una bandeja para hornear con pergamino.
2. Batir las claras de huevo con la crema de sarro y sal hasta que se formen picos suaves.
3. Batir el queso crema y la yema de huevo hasta que estén suaves y de color amarillo pálido.
4. Dobla las claras de huevo un poco a la vez hasta que estén suaves y bien combinadas.
5. Vierta la masa sobre la bandeja para hornear en dos círculos pares.
6. Hornee durante 25 minutos hasta que estén firmes y ligeramente dorados.
7. Esparce la mantequilla en un lado de cada ronda de pan, luego coloca una en una sartén precalentada a fuego medio.

8. Espolvorear con queso y añadir el jamón en rodajas, a continuación, terminar con el otro círculo de pan, lado de mantequilla.

9. Hornea el sándwich por uno o dos minutos, luego ponlo boca abajo cuidadosamente.

10. Deje cocinar hasta que el queso se derrita, luego sirva.

Información nutricional: 425 calorías, 31g de grasa, 31g de proteína, 5g de carbohidratos, 1g de fibra, 4g de carbohidratos netos

Nuggets de pollo al horno

Porciones: 4

Tiempo de preparación: 10 minutos

Tiempo de cocción: 20 minutos

Ingredientes:

- 1/4 de taza de harina de almendras
- 1 cucharadita de chile en polvo
- 1/2 cucharadita de pimentón
- 2 libras de muslos de pollo deshuesados, cortados en trozos de 2 pulgadas
- Sal y pimienta
- 2 huevos grandes, batidos bien

Instrucciones:

1. Precaliente el horno a 400°F y forre una bandeja para hornear con pergamino.

2. Mezcle la harina de almendras, el chile en polvo y el pimentón en un plato poco profundo.

3. Sazona el pollo con sal y pimienta, luego remoja los huevos batidos.

4. Drage los trozos de pollo en la mezcla de harina de almendras y, a continuación, colóquelos en la bandeja para hornear.

5. Cocine durante 20 minutos hasta que estén dorados y crujientes. Sirva caliente.

Información nutricional: 400 calorías, 26g de grasa, 43g de proteína, 2g de carbohidratos, 1g de fibra, 1g de carbohidratos netos

Ensalada de tacos con aderezo cremoso

Porciones: 2

Tiempo de preparación: 10 minutos

Tiempo de cocción: 10 minutos

Ingredientes:

- 6 onzas de carne picada (80% magra)
- Sal y pimienta
- 1 cucharada de comino molido
- 1 cucharada de chile en polvo • 4 tazas de lechuga fresca picada
- 1/2 taza de tomates cortados en cubos
- 1/4 de taza de cebolla roja cortada en cubos
- 1/4 de taza de queso cheddar rallado
- 3 cucharadas de mayonesa
- 1 cucharadita de vinagre de sidra de manzana
- Pizca de pimentón

Instrucciones:

1. Cocine la carne molida en una sartén a fuego medio-alto hasta que se dore.

2. Escurrir la mitad de la grasa, luego sazonar con sal y pimienta y mezclar el condimento de tacos.

3. Cocine a fuego lento durante 5 minutos y, a continuación, retírelo del fuego.

4. Divida la lechuga entre dos cuencos de ensalada y, a continuación, termine con carne picada.

5. Agregue los tomates cortados en cubos, la cebolla roja y el queso cheddar.

6. Batir los ingredientes restantes, luego espolvorear sobre las ensaladas para servir.

Información nutricional: 470 calorías, 36g de grasa, 28g de proteína, 7.5g de carbohidratos, 1.5g de fibra, 6g de carbohidratos netos

Ensalada de huevo en lechuga

Porciones: 2

Tiempo de preparación: 10 minutos

Tiempo de cocción: Ninguno **Ingredientes:**

- 3 huevos grandes hervidos, enfriados
- 1 tallo pequeño de apio cortado en cubos
- 3 cucharadas de mayonesa
- 1 cucharada de perejil fresco picado
- 1 cucharadita de jugo de limón fresco
- Sal y pimienta
- 4 tazas de lechuga fresca picada

Instrucciones:

1. Pelar y cortar los huevos en un tazón.
2. Mezcle el apio, la mayonesa, el perejil, el jugo de limón, la sal y la pimienta.
3. Sirva la cuchara sobre la lechuga fresca picada.

Información nutricional: 260 calorías, 23 g de grasa, 10 g proteínas, carbohidratos 4g, fibra 1g, 3g **de carbohidratos netos Sopa de gota de huevo**

Porciones: 4

Tiempo de preparación: 5 minutos

Tiempo de cocción: 10 minutos

Ingredientes:

- 5 tazas de caldo de pollo
- 4 cubos de caldo de pollo
- 1 1/2 cucharada de pasta de ajo de chile
- 6 huevos grandes batidos
- 1/2 cebolla verde en rodajas

Instrucciones:

1. Tritura los cubos de caldo y revuelve el caldo en una cacerola.
2. Hierva y luego agregue la pasta de ajo de chile.
3. Cocine hasta que esté al vapor y, a continuación, retírelo del fuego.
4. Mientras latigazos, espolvorea los huevos batidos.
5. Deje en pie durante 2 minutos, luego sirva con cebolla verde en rodajas.

Información nutricional: 165 calorías, 9,5 g de grasa, 16 g de proteína, 2,5 g de carbohidratos, 0 g de fibra, 2,5 g de carbohidratos

Tocino, Lechuga, Tomate, Sándwich de Aguacate
Porciones: 1
Tiempo de preparación: 30 minutos Tiempo de cocción: Ninguno **Ingredientes**:

- 1 huevo grande, separado
- Pellizcar la crema del sarro
- Pellizcar sal
- Crema suavizada de 1 onza
- 2 rebanadas de tocino crudo
- 1/4 de taza de aguacate en rodajas
- 1/4 de taza de lechuga rallada
- 1 rebanada de tomate

Instrucciones:

1. Para el pan, precaliente el horno a 300 °F y forre una bandeja para hornear con pergamino.

2. Batir las claras de huevo con la crema de sarro y sal hasta que se formen picos suaves.

3. Batir el queso crema y la yema de huevo hasta que estén suaves y de color amarillo pálido.

4. Dobla las claras de huevo un poco a la vez hasta que estén suaves y bien combinadas.

5. Vierta la masa sobre la bandeja para hornear en dos círculos pares.

6. Hornee durante 25 minutos hasta que estén firmes y ligeramente dorados.

7. Cocine el tocino en una sartén hasta que esté crujiente y, a continuación, escurra sobre una toalla de papel.

8. Montar el sándwich con tocino, aguacate, lechuga y tomate.

Información nutricional: 355 calorías, 30 g de grasa, 16,5 g de proteína, 5,5 g de carbohidratos, 2,5 g de fibra, 3 g de carbohidratos netos

Pasteles de salmón frito
Porciones: 2
Tiempo de preparación: 15 minutos
Tiempo de cocción: 10 minutos
Ingredientes:
- 1 cucharada de mantequilla

- 1 taza de coliflor de arroz
- Sal y pimienta
- 8 onzas de filete de salmón desobed
- 1/4 de taza de harina de almendras
- 2 cucharadas de harina de coco
- 1 huevo grande
- 2 cucharadas de cebolla roja picada
- 1 cucharada de perejil fresco picado
- 2 cucharadas de aceite de coco

Instrucciones:

1. Derretir la mantequilla en una sartén a fuego medio, luego cocinar la coliflor para
2. 5 minutos hasta que estén tiernos - sazonar con sal y pimienta.
3. Vierta la coliflor en un tazón y sobrecaliente la sartén.
4. Agregue el salmón y sazone con sal y pimienta. 5. Cocine el salmón hasta que esté opaco, luego retírelo y tírelo en un tazón.
6. Mezcle la coliflor junto con la harina de almendras, la harina de coco, el huevo, la cebolla roja y el perejil.
7. Forma en 6 albóndigas, luego papas fritas en aceite de coco hasta que ambos lados estén dorados.

Información nutricional: 505 calorías, 37,5 g de grasa, 31 g de proteína, 14,5 g de carbohidratos, 8 g de fibra, 6,5 g de carbohidratos netos

cena

Salmón pesto a la parrilla con espárragos
Porciones: 4
Tiempo de preparación: 5 minutos
Tiempo de cocción: 15 minutos
Ingredientes:

- 4 filetes de salmón desoxizados de 6 onzas
- Sal y pimienta
- 1 manojo de espárragos, extremos cortados
- 2 cucharadas de aceite de oliva
- 1/4 de taza de pesto de albahaca

Instrucciones:

1. Precaliente una parrilla a fuego alto y engrase las rejillas.
2. Sazona el salmón con sal y pimienta, luego rocía con spray de cocina.
3. Asar el salmón durante 4-5 minutos a cada lado hasta que se cocine.
4. Abalete los espárragos con aceite y asador hasta que estén tiernos, unos 10 minutos.
5. Vierta el pesto sobre el salmón y sirva con los espárragos.

Información nutricional: 300 calorías, 17,5 g de grasa, 34,5 g de proteína, 2,5 g de carbohidratos, 1,5 g de fibra,

1 g de carbohidratos netos

Hamburguesas rellenas de cheddar con calabacín

Porciones: 4

Tiempo de preparación: 10 minutos

Tiempo de cocción: 15 minutos

Ingredientes:

- 1 libra de carne picada (80% magra)
- 2 huevos grandes
- 1/4 de taza de harina de almendras
- 1 taza de queso cheddar rallado
- Sal y pimienta
- 2 cucharadas de aceite de oliva
- 1 calabacín grande, cortado a la mitad y cortado en rodajas

Instrucciones:

1. Combine la carne de res, el huevo, la harina de almendras, el queso, la sal y la pimienta en un tazón.
2. Mezcle bien, luego dé forma a cuatro albóndigas de tamaño uniforme.
3. Caliente el aceite en una sartén grande a fuego medio.
4. Agregue las albóndigas de hamburguesa y cocine durante 5 minutos hasta que estén doradas.
5. Ponga las albóndigas boca abajo y agregue el calabacín a la sartén, lanzando para cubrir con aceite.
6. Sazona con sal y pimienta y cocina durante 5 minutos, ocasionalmente revolviendo el calabacín.
7. Sirva las hamburguesas con sus ingredientes favoritos y calabacín en el lado.

Información nutricional: 470 calorías, 29,5 g de grasa, 47 g de proteína, 4,5 g de carbohidratos, 1,5 g de fibra, 3 g de carbohidratos netos

Cordón de pollo Bleu
con coliflor

Porciones: 4

Tiempo de preparación: 10 minutos

Tiempo de cocción: 45 minutos

Ingredientes:

- 4 mitades de pechuga de pollo desconcertada
- 4 rebanadas de jamón gastronómico
- 4 rebanadas de queso suizo
- 1 huevo grande, batido bien
- 1/4 de taza de harina de almendras
- 1/4 de taza de queso parmesano rallado
- 1/2 cucharadita de ajo en polvo
- Sal y pimienta
- 2 tazas de coliflor

Instrucciones:

1. Precaliente el horno a 200 grados y alinee con una bandeja para hornear de papel de aluminio.
2. Coloca las mitades de la pechuga de pollo entre trozos de pergamino y libra plana.
3. Esparce las piezas y termina con jamón y queso en rodajas.
4. Enrolla el pollo alrededor de los rellenos y luego remoja el huevo batido.
5. Combine las pieles de cerdo, la harina de almendras, el parmesano, el ajo en polvo, la sal y la pimienta en un procesador de alimentos y pulse en migas finas.
6. Enrolle los rollos de pollo en la cotica de cerdo y colóquelo en la bandeja para hornear.

7. Tostar la coliflor con mantequilla derretida, luego añadir a la bandeja para hornear.
8. Hornee durante 45 minutos hasta que el pollo esté cocido.

Información nutricional: 420 calorías, 23,5 g de grasa, 45 g de proteína, 7 g de carbohidratos, 2,5 g de fibra, 4,5 g de carbohidratos netos

Atún en sesa sesa sesa temporada sesa con judías verdes

Porciones: 4

Tiempo de preparación: 15 minutos

Tiempo de cocción: 5 minutos

Ingredientes:

- 1/4 de taza de semillas de sésamo blanco
- 1/4 de taza de semillas de sésamo negro
- 4 (6 onzas) de otros filetes de atún
- Sal y pimienta
- 1 cucharada de aceite de oliva
- 1 cucharada de aceite de coco
- 2 tazas de judías verdes

Instrucciones:

1. Combine los dos tipos de semillas de sésamo en un plato poco profundo.
2. Sazona el atún con sal y pimienta.
3. Draga el atún en la mezcla de semillas de sésamo.
4. Caliente el aceite de oliva en una sartén a fuego alto y, a continuación, agregue el atún.
5. Cocine durante 1 a 2 minutos hasta que se queme, luego gire y queme del otro lado.
6. Retire el atún de la sartén y deje reposar el atún mientras reescribe la sartén con el aceite de coco.
7. Freír los frijoles verdes en el aceite durante 5 minutos, luego servir con atún en rodajas.

Información nutricional: 380 calorías, 19 g de grasa, 44,5 g de proteína, 8 g de carbohidratos, 3 g de fibra, 5 g de carbohidratos netos **de cerdo asado con coliflor**

Porciones: 4

Tiempo de preparación: 10 minutos Tiempo de cocción: 20 minutos **Ingredientes**:

- 1 filete de cerdo desobedido de 1 1/2 lb
- 1 cucharada de aceite de coco
- 1 cucharada de romero fresco picado
- Sal y pimienta
- 1 cucharada de aceite de oliva
- 2 tazas de coliflor

Instrucciones:

1. Frota el cerdo con aceite de coco, luego sazona con romero, sal y pimienta.
2. Caliente el aceite de oliva en una sartén grande a fuego medio-alto.
3. Agregue el cerdo y cocine durante 2-3 minutos a cada lado hasta que se dore.
4. Espolvorea la coliflor en la sartén alrededor del cerdo.
5. Reduzca el fuego a bajo, luego cubra la sartén y cocine durante 8-10 minutos hasta que se cocine el cerdo.
6. Corta el cerdo y sirve con coliflor.

Información nutricional: 300 calorías, 15,5 g de grasa, 37 g de proteína, 3 g de carbohidratos, 1,5 g de fibra, 1,5 g de carbohidratos netos

Tikka de pollo con arroz coliflor Porciones: 6

Tiempo de preparación: 10 minutos

Tiempo de cocción: 6 horas

Ingredientes:

- 2 kg de muslos de pollo deshuesados, picados
- 1 taza de leche de coco enlatada
- 1 taza de crema pesada
- 3 cucharadas de pasta de tomate
- 2 cucharadas de masala
- 1 cucharada de jengibre recién rallado
- 1 cucharada de ajo picado
- 1 cucharada de pimentón ahumado
- 2 cucharaditas de cebolla en polvo
- 1 cucharadita de goma de guar
- 1 cucharada de mantequilla
- 1 1/2 taza de coliflor de arroz

Instrucciones:

1. Esparce el pollo en una olla lenta, luego mezcla los ingredientes restantes con la excepción de la coliflor y la mantequilla.
2. Cubra y cocine a fuego lento durante 6 horas hasta que el pollo esté terminado y la salsa espese.
3. Derretir la mantequilla en una cacerola a fuego medio-alto.
4. Agregue la coliflor de arroz y cocine durante 6-8 minutos hasta que esté tierna.
5. Sirva el tikka de pollo con el arroz de coliflor.

Información nutricional: 485 calorías, 32 g de grasa, 43 g de proteína, 6,5 g de carbohidratos, 1,5 g de fibra, 5 g de carbohidratos netos

Salmón a la parrilla y calabacín con salsa de mango

Porciones: 4

Tiempo de preparación: 5 minutos

Tiempo de cocción: 10 minutos

Ingredientes:

- 4 filetes de salmón desoxizados de 6 onzas
- 1 cucharada de aceite de oliva
- Sal y pimienta
- 1 calabacín grande, cortado en monedas
- 2 cucharadas de jugo de limón fresco
- 1/2 taza de mango picado
- 1/4 de taza de cilantro fresco picado
- 1 cucharadita de ralladura de limón
- 1/2 taza de leche de coco enlatada

Instrucciones:

1. Precaliente una sartén a fuego alto y rocíe libremente con spray de cocción.
2. Cepille el salmón con aceite de oliva y sazone con sal y pimienta.
3. Abate el calabacín con jugo de limón y sazone con sal y pimienta.
4. Coloque los filetes de salmón y el calabacín en la sartén.
5. Cocine durante 5 minutos, luego dé la vuelta a todo y cocine otros 5 minutos.
6. Combine los ingredientes restantes en una licuadora y mezcle en una salsa.
7. Sirva los filetes de salmón a sazonados con la salsa de mango y calabacín en el lateral.

Información nutricional: 350 calorías, 21,5 g de grasa, 35 g de proteína, 8 g de carbohidratos, 2 g de fibra, 6 g de carbohidratos netos

Asado de olla cocinado a presión con judías verdes
Porciones: 8
Tiempo de preparación: 10 minutos
Tiempo de cocción: 8 horas
Ingredientes:
- 2 tallos medianos de apio en rodajas
- 1 cebolla amarilla mediana picada
- 1 (3 libras) de husillo de carne de res desoxizado asado
- Sal y pimienta
- 1/4 de taza de caldo de carne de res
- 2 cucharadas de salsa Worcestershire
- 4 tazas de judías verdes cortadas
- 2 cucharadas de mantequilla fría picada

Instrucciones:
1. Combine el apio y la cebolla en una olla lenta.
2. Ponga el asado en la parte superior y sazone libremente con sal y pimienta.
3. Bate el caldo de carne y la salsa Worcestershire y luego vierte.
4. Cubra y cocine a fuego lento durante 8 horas hasta que la carne esté muy tierna.

5. Retire la carne en una tabla de cortar y córtala en trozos.
6. Vuelva a colocar la carne de res en la olla lenta y agregue los frijoles y la mantequilla picada.
7. Cubra y cocine alto durante 20-30 minutos hasta que los frijoles estén tiernos.

Información nutricional: 375 calorías, 13,5 g de grasa, 53 g de proteína, 6 g de carbohidratos, 2 g de fibra, 4 g de carbohidratos netos

Por favor, no seas tan apresurado

Además, la baja velocidad de alimentación puede hacerte más feliz a largo plazo, especialmente aquellos que quieren perder peso. Varios estudios muestran una conexión directa entre el ritmo de consumo y el desarrollo de la obesidad.

Si la comida es "apresuradamente ingerida", existe el riesgo de comer más de lo necesario, es decir, demasiado, en el tiempo asignado para comer. Con una velocidad alimentaria moderada y una masticación precisa de los alimentos, por otro lado, la sensación de saciedad ya es apropiada durante el consumo y el hambre.

Además, el proceso alimentario requiere nuestra atención indivisa. Comer, leer o ver la televisión al mismo tiempo puede tener un impacto negativo en el sabor y la velocidad de comer.

Con los siguientes consejos, las comidas son un placer:

- Relájese: preparar o seleccionar platos conscientemente, poner la mesa y venir y descansar son rituales importantes para entrar en la vena de la comida.

- Tómese su tiempo: esto incluye suficiente tiempo para un desayuno tranquilo y descanso para el almuerzo.

- Coma lentamente: la sensación de saciedad ocurre sólo después de unos minutos. Aquellos que se toman su tiempo para comer son más propensos a sentirse llenos - y comer automáticamente menos.

- Masticar bien: Los alimentos se abren sólo masticando lo suficiente para que el cuerpo pueda digerir los alimentos ingeridos más fácilmente y hacer un mejor uso de los nutrientes.
- Sin distracciones: Aquellos que se centran sólo en comer perciben señales corporales importantes mucho más claramente, como la sensación inicial de saciedad. Así que lo mejor es dejar el televisor fuera.
- Diviértete: comer con todos tus sentidos transmite bienestar. Si te gusta divertirte juntos, puedes planear un picnic familiar o un brunch con amigos el fin de semana para cambiar.
- BRICOLAJE: Cocinar promueve no sólo los sentidos y la diversión, sino también la apreciación de nuestra comida. Cocinar con niños es especialmente importante. Durante la infancia, el curso se establece temprano para un comportamiento alimenticio saludable.

CPSIA information can be obtained
at www.ICGtesting.com
Printed in the USA
BVHW050757120521
607047BV00003B/509

9 781802 219838